Department of
Respiration

呼吸科
教学查房病例汇编

瑞金宝典编写组◎编写

周 敏◎主编

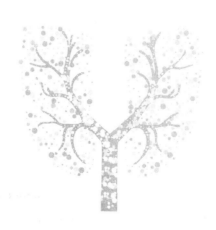

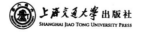

上海交通大学出版社
SHANGHAI JIAO TONG UNIVERSITY PRESS

内容提要

本书选取 15 个呼吸科常见病临床典型病例,把教学查房内容编辑成案例,这些案例包括慢性阻塞性肺疾病、哮喘、肺炎、肺结核、肺癌、胸腔积液、肺栓塞及睡眠呼吸暂停低通气综合征等,旨在训练本科生及住院医师的临床思维能力。

本书可供医学院学生和住院医师学习参考。

图书在版编目(CIP)数据

呼吸科教学查房病例汇编/周敏主编.—上海:
上海交通大学出版社,2016
ISBN 978-7-313-15128-5

Ⅰ.①呼… Ⅱ.①周… Ⅲ.①呼吸系统疾病—病案—
汇编 Ⅳ.①R56

中国版本图书馆 CIP 数据核字(2016)第 193038 号

呼吸科教学查房病例汇编

编　　写:瑞金宝典编写组		主　　编:周　敏	
出版发行:上海交通大学出版社		地　　址:上海市番禺路 951 号	
邮政编码:200030		电　　话:021-64071208	
出 版 人:郑益慧			
印　　制:上海天地海设计印刷有限公司		经　　销:全国新华书店	
开　　本:850 mm×1168 mm　1/32		印　　张:5.125	
字　　数:103 千字			
版　　次:2016 年 10 月第 1 版		印　　次:2016 年 10 月第 1 次印刷	
书　　号:ISBN 978-7-313-15128-5/R			
定　　价:42.00 元			

编委会名单

主　　编 周　敏

编写组成员(以姓氏笔画为序)

丁永杰　汤　葳　李庆云　李　宁　陈　虹　陈　巍

周　敏　倪　磊　顾晨鹊　程齐俭　戴然然

编写顾问

邓伟吾　黄绍光　万欢英　李　敏　时国朝

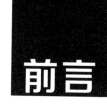

前言

　　临床医学实践性很强,年轻医师通过临床实际工作将所学课本知识与临床实践相结合,在实践中取得经验,获得解决实际问题的技能,为以后的临床医疗工作建立扎实的基础。

　　教学查房是临床实践的重要内容,通过定期教学查房对具体病例进行讨论、交流及在上级医师启发指导下,培养年轻医师诊断和处理病例能力。通过完整的病史收集,并对资料进行综合和分析,提高年轻医师逻辑推理和临床思维能力,巩固所学的基础理论知识,学会结合问题查找参考资料的本领,养成终身自学习惯和技能。

　　《呼吸科教学查房病例汇编》选自瑞金医院呼吸科历年定期教学查房记录,予以加工、修订和补充。选取的教学病种参照《内科学》教科书内容编排,着重临床常见疾病,如感染性疾病(肺炎、肺结核)、慢性气道疾病(哮喘、慢性阻塞性肺疾病)和肺癌等。选取的教学病例从教学内容考虑,着重诊断和鉴别诊断,以及住院诊疗过程和病情演变。

　　通过对典型病例的综合分析、细致讨论,提出初步诊断依据和制定治疗计划,培养实习和住院医师通过病例学习达到理论知识和临床实践相结合的能力,为临床诊疗工作打下良好的基础。对疑难病例,通过讨论鉴别诊断,提出进一步的诊断思路及具体措施,并在【后记】

中说明如何达到最终明确诊断、治疗及预后情况,从而培养及训练年轻医师诊断疑难病例的临床思路和能力。

部分住院病例病情危重而多变,且可能涉及多个脏器,如重症肺炎、慢性阻塞性肺疾病急性加重和呼吸衰竭等,则在【诊疗经过】中列入综合治疗措施和病情演变。通过教学查房讨论,使实习、住院及各级医师学会在日常工作中注重观察和发现病情变化,及时调整相应治疗措施,使年轻医师对临床诊疗工作有更全面的理解和体会,认识到疾病的动态演变规律,提高应对日常临床工作的能力。

编撰《呼吸科教学查房病例汇编》的目的是为实习和住院医师提供补充教材和阅读参考资料。望读者在使用过程中,随时反馈意见和体会,为今后不断调整内容和修改补充提供依据,以便精益求精,更臻完善。

邓伟吾教授

目录

病例一 慢性阻塞性肺疾病（COPD）稳定期

【病史摘要】

1. 主诉

反复咳嗽、咳痰十余年，气喘 5 年余，胸痛 1 月余。

2. 病史

患者，男性，74 岁。十余年前开始出现咳嗽、咳痰，咳嗽以晨起比较多，伴有白色黏痰，有时自觉不易咳出，咳嗽、咳痰在冬季有增多，每年持续 3 个月以上，一直未予重视；5 年前开始活动后气喘，登 3 楼气急明显；活动后气急逐渐加重，近 1 年由于气喘很少外出，日常活动即有气喘症状。近1 月余出现左侧胸痛，疼痛为钝痛，与呼吸有关。

追问病史，3 月前曾有带状疱疹病史，当时左侧胸部皮肤有疱疹，经治疗疱疹消失。无粉尘、有害气体等接触史，无过敏体质。近 5 年每年冬天气喘加重，去年由于气喘加重曾收住呼吸科重症监护室，当时曾因 Ⅱ 型呼吸衰竭合并心力衰竭（心衰）使用无创机械通气治疗，经治疗后好转出院，出院后家庭长期氧疗。吸烟 50 年，每天 1 包，无过敏性鼻炎、荨麻疹等既往史。

3. 体检

T 36.9℃，H 90 次/min，R 20 次/min，BP 120/70 mmHg，神志清楚，营养状态差，呼吸频率正常，口唇略发绀。气管居中,颈静脉无怒张。胸廓饱满,两肺呼吸运动减弱,叩诊呈过清音,触觉语颤减弱,双肺呼气相未闻及哮鸣音,双肺未闻及湿啰音;心浊音界略扩大,心律不齐,各瓣膜听诊区未闻及病理性杂音,腹软,肝脾肋下未触及,双下肢轻度水肿。

4. 辅助检查

血常规检查:白细胞计数 $9.4 \times 10^9/L$,中性分叶核细胞 69.7%,淋巴细胞 20.2%,单核细胞 8.7%,嗜酸性粒细胞 1.4%,红细胞计数 $4.04 \times 10^{12}/L$,血红蛋白 113 g/L,血小板计数 $321 \times 10^9/L$。

肝功能检查:丙氨酸氨基转移酶,ALT(谷丙转氨酶) 18 U/L,门冬氨酸氨基转移酶,AST(谷草转氨酶)17 U/L,碱性磷酸酶 52 U/L,γ-谷氨酰转肽酶(γ-GT)22 U/L,总胆红素 8.0 μmol/L,直接胆红素 2.8 μmol/L,总蛋白 58 g/L,白蛋白 28 g/L,肾功能及电解质正常。

肿瘤指标:糖抗原 125(CA-125)9 U/ml,糖抗原 19-9(CA19-9)7 U/ml,癌胚抗原(CEA)97 ng/ml,神经特异性烯醇化酶(NSE)23.43 ng/ml,细胞角蛋白片段 211(Cyfra 211) 9.15 ng/ml。

心电图检查:房性早搏,右束支传导阻滞。

肺功能检查:支气管扩张剂使用后 1 s 用力呼气量 (FEV$_1$)0.72 L,占预计值 27%,用力肺活量(FVC)1.24 L 占预计值 29%,FEV$_1$/FVC58%;最大呼气流量(PEF) 1.61 L/min,占预计值 21%,肺一氧化碳弥散功能(DLco) 3.81 mmol/(min·kPa),占预计值 46%,DLco/VA 0.73 (VA:每分钟肺泡换气量),占预计值 55%;支气管舒张试验阴性;重度阻塞性肺通气功能障碍伴弥散功能下降。

心超检查:二尖瓣及主动脉瓣未见明显反流,三尖瓣轻中度反流,射血分数56%,肺动脉高压35 mmHg(见图1-1)。

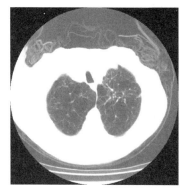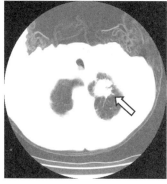

图1-1　病例一心超检查所示

胸部CT扫描:双肺弥漫性气肿,左肺4.3 cm×4.4 cm高密度团块状阴影,边界有分叶,周围有毛刺,左侧第1、2肋局部骨质破坏(见图1-2)。

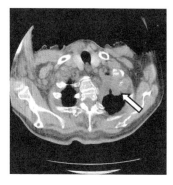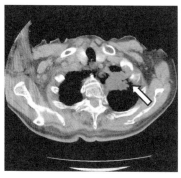

图1-2　病例一胸部CT扫描所示

双下肢彩超检查：双下肢动脉粥样斑块形成，左侧股动脉狭窄40%，双侧腘静脉和股静脉血流通畅。

5. 入院诊断

① 慢性阻塞性肺疾病（慢阻肺）稳定期（D组）；② 肺动脉高压；③ 肺部阴影（性质待查）。

【讨论内容】

住院医师

该患者的病史要点为：① 老年男性，有长期吸烟史，吸烟指数50包/年。② 有反复咳嗽、咳痰十余年，每年超过2个月，气喘5年，活动耐力逐渐下降；近年来冬季病情反复急性加重，去年曾因慢阻肺急性加重（AECOPD）入住重症监护病房并使用无创机械通气治疗。③ 胸部体检显示胸廓饱满，呼吸运动减弱，触觉语颤减弱，双肺呼吸音低等肺气肿的体征，心脏节律不齐。④ 肺功能显示阻塞性肺通气功能障碍伴弥散功能减退，使用支气管扩张剂后1秒钟用力呼气量与用力肺活量比值（FEV_1/FVC）< 0.7。⑤ 胸部CT扫描提示双肺肺气肿，肺纹理增多紊乱，左肺4.3 cm × 4.4 cm高密度团块状阴影，边界有分叶，周围有毛刺，左侧第1、2肋局部骨质破坏；心超检查显示肺动脉压升高。根据患者的病史结合辅助检查，COPD诊断应该成立。此外，还合并肺动脉高压及肺部阴影，肺部阴影的性质还未明确。该患者应与支气管哮喘、支气管扩张症、充血性心力衰竭等鉴别；支气管哮喘通常在儿童期发病，夜间和清晨症状明显，症状是发作性的，春秋季节加重，患者多有过敏史、

鼻炎和（或）湿疹及哮喘家族史，气流受限大部分可逆；该患者无过敏疾病史，长期吸烟，发病年龄晚，肺功能显示支气管舒张试验阴性伴弥散功能下降，不支持哮喘的临床表现。支气管扩张症患者长期有大量脓痰；常伴有细菌感染导致疾病加重；听诊多有固定部位的湿啰音、杵状指；胸片检查或 CT 扫描显示支气管扩张、管壁增厚，而此患者痰的性状及胸部 CT 扫描表现均不支持支气管扩张症。充血性心力衰竭患者胸部 X 线片示心脏扩大、肺水肿；肺功能测定示限制性通气障碍而非阻塞性气流受限，该患者虽然去年慢阻肺急性加重（AECOPD）合并心衰，但此次未出现显著的心衰表现，肺功能和影像学不支持心衰。

主治医师

同意住院医师的诊断。根据患者既往慢性咳嗽、咳痰伴呼吸困难的病史、重度吸烟的危险因素及典型的 CT 表现，且符合 COPD 支气管扩张剂使用后 $FEV_1/FVC < 70\%$ 的诊断标准；但 COPD 诊断后首先需要确定患者处于 COPD 稳定期还是急性加重期，然后再评估病情；结合患者此次症状未出现显著波动，且不需要改变平时用药，应该属于 COPD 稳定期。此次就诊主要是由于胸痛症状；可根据既往 GOLD 慢性阻塞性肺疾病全球倡议是根据肺功能 FEV_1 占预计值的百分比来评估病情严重程度的，该患者 FEV_1 占预计值 < 30% 的预计值，而且曾合并心衰和呼吸衰竭应属于极重度的 COPD。

GOLD 关于肺功能分期的标准：吸入支气管扩张剂后 $FEV_1 \geq 80\%$ 轻度，$80\% > FEV_1 \geq 50\%$ 中度，$50\% > FEV_1 \geq 30\%$ 重度，$FEV_1 < 30\%$ 极重度。但 2011 年，GOLD 对病情评估进行了很大程度的修改，过去以 FEV_1 为病情评估指标无法全面反映患者的健康状态及未来风险，目前主要注重综合评估的情况进行分组：首先根据患者 COPD 评估测试（CAT）评分、改良英国呼吸困难问卷（MRC）评分评估症状，同时对肺功能等级及急性加重风险进行了综合评估；CAT 评分主要是针对 COPD 健康状态损害，包括 8 个问题，每 1 项问题根据症状程度分为 0～5 分：① 我从不咳嗽～我总咳嗽；② 我肺里一点痰也没有～我肺里有很多很多痰；③ 我一点也没有胸闷的感觉～我有很重的胸闷感觉；④ 当我爬坡或爬一层楼梯时我并不感觉喘不过气来～当我爬坡或爬一层楼梯时我感觉非常喘不过气来；⑤ 我在家里的任何活动都不受慢阻肺的影响～我在家里的任何活动都很受慢阻肺的影响；⑥ 尽管我有肺病，我还是有信心外出～因为我有肺病对于外出我完全没有信心；⑦ 我睡得好～因为我有肺病我睡得不好；⑧ 我精力旺盛～我一点精力都没有；总分 0～40 分，超过 10 分就属于多症状组，CAT（COPD 评估测试）评分非常全面地评估了患者的咳、痰、喘三大症状并反映了对活动能力的影响，与圣·乔治呼吸问卷 SGRQ

关联度很高。呼吸困难评分(MRC)评分主要评估呼吸困难程度：0级的患者仅在费力运动时出现呼吸困难；1级是指平地快步行走或步行爬小坡时出现气短；2级是指平地行走时比同龄人慢或者需要停下来休息；3级是指平地行走100 m左右或数分钟后需要停下来喘气；4级是因严重呼吸困难以至于不能离开家，或在穿衣服、脱衣服时出现呼吸困难；超过2分即属于多症状组。急性加重风险评估是根据上一年发生2次或以上的急性加重提示风险增加；但2013年，GOLD慢性阻塞性肺疾病全球倡议指出，过去一年有因AECOPD的住院就属于高风险组。

图1-3为COPD的综合评估图。

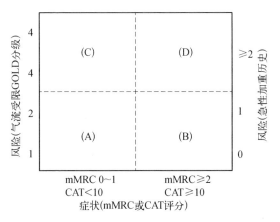

图1-3　COPD的综合评估

此患者 CAT 评分 24 分, MRC 评分 3 分；肺功能属于 4 级（多症状、高风险），而且该患者去年因 AECOPD 住院，所以属于 D 级（多症状、高风险）组。

主任医师一

接下来谈谈 COPD 稳定期的治疗选择。COPD 稳定期的治疗包括药物治疗和非药物治疗。吸烟是 COPD 发病的最重要的危险因素，戒烟是延缓肺功能下降的最有效的措施。因此，对于 COPD 患者控烟教育尤为重要。在我国，生物燃料是引起女性 COPD 的主要危险因素，因此改善室内空气污染、改善厨房通风设备等也是减少 COPD 发病的有效措施。在药物治疗方面，支气管扩张剂是治疗 COPD 的主要药物，常用的支气管扩张剂（支扩剂）包括短效和长效的抗胆碱能药物（SAMA、LAMA）以及短效和长效的 β_2 受体激动剂（SABA、LABA）。总体而言，长效支扩剂的疗效强于短效支扩剂的疗效。目前，GOLD 推荐对于 $FEV_1 < 60\%$ 反复发生 AECOPD 的患者推荐使用大剂量的吸入糖皮质激素（ICS），但 ICS 不主张单独使用，而是和长效 β_2 受体激动剂（LABA）一起联合使用；对于稳定期的 COPD 患者不推荐长期口服激素治疗。GOLD 指出对于 A 组的患者选择短效支气管扩张剂，B 组的患者选择 LABA 或 LAMA 单药治疗，C 组和 D 组患者可选择 ICS + LABA 的复合制剂或 LAMA。对于此例患者，其不仅症状多而且风险高，所以可以联合使用 ICS + LABA + LAMA 的治疗。

还有，COPD 稳定期是否需要长期使用祛痰药是存在争议的。临床上有黏液调节剂、黏液溶解剂和黏液促排剂，三者的作用机制是不同的。黏液调节剂(如羧甲司坦)作用靶点在黏液产生细胞(杯状细胞、浆液腺),起到促进黏液分泌,并使痰液黏性降低的作用;黏液溶解剂(如氨溴索、N-乙酰半胱氨酸)作用靶点在已生成的黏液,使痰液化、黏性降低;黏液促排剂(如标准桃金娘油)作用靶点在纤毛细胞,起增加纤毛运动、提高黏液移动速度、促进痰液排出的作用。研究显示:羧甲司坦可以减少 AECOPD 的发生。此例患者咳嗽、咳痰为主要症状,可以长期使用祛痰药以减少 AECOPD。

COPD 患者稳定期存在细菌在呼吸道的长期定植,而且有 1/3 的 AECOPD 是由于呼吸道感染诱发的,有研究认为稳定期使用抗生素可减少 AECOPD 的发生;但抗生素的滥用会导致细菌的耐药;目前《指南》并不推荐稳定期 COPD 患者长期使用口服抗生素;此患者目前没有发热、脓痰或痰量的增多,不考虑使用抗生素。

主任医师二

前面谈到 COPD 的诊断、鉴别诊断、病情评估及治疗选择,除此之外我们还需要考虑 COPD 的合并症。2014 年,GOLD 把合并症也纳入了 COPD 的定义;COPD 常伴有的合并症包括心血管疾病、骨质疏松、肺癌、代谢综合征、糖尿病、焦虑和抑郁等。虽然 GOLD 尚未把合并症评估放入综合的评估系统中,但我们要意识到合并症可以发生在不同严重程度的患者中,并且对患者住院率和病死率有着独立的影响。一般而言,存在合并症不应该改变 COPD 的治疗,治疗 COPD 同时需要治疗合并症;心血管疾病是 COPD 的主要合并症,包括缺血性心脏病、心力衰竭、心房纤颤和高血压病等。心力衰竭是 COPD 常见的合并症,大约 30% 处于 COPD 稳定期的患者在不同程度上都有心衰的存在,该患者就去年加重时就合并了心衰;骨质疏松也是 COPD 主要的合并症之一,它常常和患者的健康状况和预后有着密切的联系,但也经常被漏诊,所以需要完善骨密度的测定。COPD 的心理异常主要包括焦虑症和抑郁症,一旦发生提示患者预后不良,焦虑症和抑郁症通常在较年轻的 COPD 患者中发生,女性居多,与吸烟、低 FEV_1、咳嗽、高圣·乔治呼吸问卷(SGRQ)分值和有心血管疾病史有关。对此,患者最需要关注的是否合并肺癌。肺癌在 COPD 患者中经常发生,也是轻度 COPD 患者致死的最主要原因。研究显示吸烟的男性肺癌患者约 50% 已经存在 COPD;此患者有胸痛症状,肿瘤指标升高,且胸部 CT 扫描显示肺部团块状高密度阴影,而且局部肋骨有破坏,应高度怀疑合并了肺癌,建议尽快行 CT 扫描定位下经皮肺穿刺以明确。

【后记】

此患者 CT 扫描定位下经皮肺穿刺诊断为腺癌,因肺功能差无法耐受手术,行培美曲塞联合阿伐斯汀化疗及抗血管生成治疗;同时使用沙美特罗/氟替卡松剂及噻托溴铵治疗,呼吸困难显著改善,肿瘤病灶大小稳定,生存期已有 10 个月。

(周　敏)

病例二　慢性阻塞性肺疾病（COPD）急性加重

【病史摘要】

1. 主诉

反复咳嗽、咳痰伴气喘 30 年,加重 20 天。

2. 病史

王某,男,72 岁。20 天前受凉后开始咳嗽、咳痰,痰为白色泡沫痰,有发热,体温最高 39℃,伴有畏寒,咳嗽时气喘加重;遂来急诊就诊,予以头孢哌酮抗炎(2.0 g・2 次/d,静滴)治疗 3 天体温略下降,停止静脉抗生素治疗后再次发热,且咳嗽、咳痰和气喘加重,痰呈黄色脓性,量多。既往有反复咳嗽、咳痰伴气喘 30 年,无粉尘、有害气体等接触史,无过敏体质。近 3 年每年冬天加重一次。吸烟 40 年,每天 1 包。

3. 体检

T 38.9℃,H 120 次/min,R 35 次/min,BP 130/80 mmHg。嗜睡状态,极度消瘦,呼吸急促,口唇发绀。气管居中,颈静脉怒张。桶状胸,两肺呼吸运动减弱,叩诊呈过清音,双肺呼气相可闻及哮鸣音,双肺底可闻及湿啰音;心浊音界略扩大,心率 120 次/min,律齐,各瓣膜听诊区未闻及病理性杂音,腹软,肝脾肋下未触及,双下肢轻度水肿。

4. 辅助检查

血常规检查:白细胞计数 8.37×10^9/L,中性分叶核细胞90.2%,淋巴细胞6.9%,单核细胞2.6%。

肝功能检查:丙氨酸氨基转移酶(ALT)9 U/L,门冬氨酸氨基转移酶(AST)17 U/L,碱性磷酸酶73 U/L,γ-谷氨酰转肽酶(γ-GT)39 U/L,总胆红素7.0 μmol/L,直接胆红素2.0 μmol/L,总蛋白64 g/L,白蛋白25 g/L。

痰培养:阴性。

动脉血气分析:酸碱度 pH 7.24,血氧分压 PaO_2 16.61 kPa,动脉血二氧化碳分压 PCO_2 13.91 kPa,SaO_2 92.3%,氢离子浓度 H^+ 46.5 nmol/L,标准碳酸氢根浓度SB HCO_3^- 33.8 mmol/L,实际碳酸氢根浓度 AB HCO_3^- 43.2 mmol/L,标准剩余碱8.6 mmol/L,细胞外液剩余碱10.2 mmol/L,缓冲碱54.2 mmol/L,肺泡动脉氧分压差0.55 kPa。

心电图检查:窦速,肺性 P 波,右束支传导阻滞。

心超检查:二尖瓣及主动脉瓣未见明显反流,三尖瓣轻中度反流,射血分数69%,肺动脉高压40 mmHg。

双下肢彩超检查:双下肢动脉粥样斑块形成,左侧股动脉

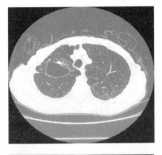
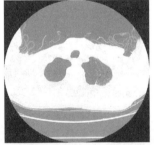
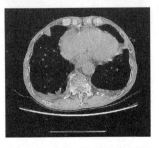

图2-1 病例二胸部 CT 扫描图

狭窄50%,双侧腘静脉和股静脉血流通畅。

胸部 CT 扫描:双肺弥漫性气肿,支气管管壁增厚,心影略增大,双侧少量胸腔积液(图2-1)。

胸片检查:两肺纹理增多紊乱,肋间隙增宽,横膈低平,双肺透亮度增加,心影狭长,双侧肋膈角变钝(见图2-2)。

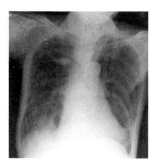

图2-2 病例二胸片

【诊疗经过】

患者被诊断为"慢性阻塞性肺疾病急性加重,Ⅱ型呼吸衰竭",收入病房后予以双相气道正压力(BiPAP)呼吸机[(IPAP)1.6 kPa 16 cm H_2O],呼气气道正压[(EPAP)0.4 kPa(4 cm H_2O)],S/T模式治疗,吸氧浓度30%,并静脉应用甲泼尼龙40 mg,抗生素[头孢哌酮钠/舒巴坦钠(舒普深)]、支气管扩张剂(二羟丙茶碱0.5 g)、祛痰等治疗,雾化吸入布地奈德(普米克令舒)和硫酸特布他林(博利康尼),同时给予小剂量地高辛强心和利尿剂治疗。患者最初气喘有所缓解,但仍有低热;住院期间再行痰培养发现白色假丝酵母菌:对氟胞嘧啶(5-氟胞嘧啶)、氟康唑敏感、伊曲康唑、伏立康唑及两性霉素敏感。同时有鲍曼不动杆菌:对头孢他啶敏感,对阿米卡星、庆大霉素、氨苄西林钠/舒巴坦钠(优立新)、哌拉西林、亚胺培南耐药;金黄色葡萄球菌:对万古霉素敏感、甲氧西林耐药、替考拉宁敏感。后加用万古霉素及氟康唑联合抗炎,体温逐渐恢复正常,复查血气分析显示二氧化碳分压逐渐降低,呼吸衰竭及心力衰竭症状改善。

【讨论内容】

住院医师

该患者的病史要点为:① 老年男性,有长期吸烟史,吸烟指数40包/年。② 有反复咳嗽、咳痰伴气喘30年,基础存在COPD而且近年每年冬季加重。③ 此次发病有发热(39℃),伴咳痰性状的改变、痰量增多及气喘加重。此次症状波动超出日常的变异。④ 体检口唇发绀,双肺可闻及哮鸣音。⑤ 血常规检查白细胞计数8.37×10^9/L,中性分叶核细胞90.2%,淋巴细胞6.9%,单核细胞2.6%。⑥ 胸片及CT检查提示双肺肺气肿,肺纹理增多紊乱,无肺实质的渗出或实变影。⑦ 血气分析提示Ⅱ型呼吸衰竭。结合患者既往COPD的基础病史及此次的病程及实验室检查,符合慢阻肺急性加重(AECOPD)的定义:急性起病是指患者呼吸系统症状恶性超出日常的变异范围需要改变用药。此患者需要鉴别的疾病包括:① 支气管哮喘急性发作,心功能不全、肺栓塞和气胸等。支气管哮喘主要是发作性气喘,患者多自幼起病,同时存在全身的过敏体质,经常合并过敏性鼻炎、荨麻疹等;哮喘发作多在春秋季节;肺功能一般仅表现为阻塞性肺通气功能下降,弥散功能一般正常,除非重症哮喘导致肺气肿,大部分哮喘患者影像学检查正常。此患者无过敏体质,有长期大量吸烟史,发病在40岁以后,慢性咳嗽、咳痰伴气喘症状进行性进展,基础肺功能存在阻塞性肺通气功能下降和弥散功能下降,胸部影像学检查提示慢性支气管炎和肺气肿的改变;心电图检查也提示有肺型P波,心超检查提示肺动脉压升高伴三尖瓣反流,整个病程符合 COPD 合并肺心病的表现,不支持哮喘急性发作;此次由于呼吸道感染诱发了 COPD 的急性加重。② 心血管疾病是 COPD 的主要合并症,COPD 患者可以合并症缺血性心脏病、心力衰竭、心房纤颤和高血压病等;很多患者慢阻肺急性加重(AECOPD)可能合并症心力衰竭;针对此患者体检显示双下肢水肿,心电图检查显示窦速、肺性 P 波,右束支传导阻滞等肺心病的表现,而且心超检查显示二尖瓣及主动脉瓣未见明显反流,三尖瓣轻中度反流,射血分数 69%,肺动脉高压 40 mmHg,提示有右心功能的衰竭。目前还需要进一步进行心肌蛋白、前脑钠肽及复查心超的检查。③ 肺栓塞:COPD 患者由于长期缺氧导致血黏度增高,而且长期卧床下肢静脉回流减慢,容易发生肺栓塞。此患者双下肢动脉粥样斑块形成,左侧股动脉狭窄 50%,双侧腘静脉和股静脉血流通畅。需要进行弥散性血管内凝血(DIC)的检查,一般血浆 D-二聚体阴性可以排除;如果血浆 D-二聚体阳性需要进一步进行胸部 CTA 及肺灌注通气的扫描以明确是否存在肺栓塞。④ 气胸:也可出现突发的呼吸困难,尤其是 COPD 患者多有肺气肿和肺大疱,肺大疱破裂后会出现张力性气胸导致气喘加重,胸片或胸部 CT 扫描有助于诊断,张力性气胸需要紧急行胸腔闭式引流排气以避免引起血液动力学不稳定导致生命危险。此患者发病病程 20 天,气喘逐渐加重,影像学检查结果也不支持气胸的诊断。

加重期提示病情的严重的征象:呼吸频率 > 25 次/min,心率 >110 次/min,需要辅助呼吸肌参与呼吸或静息状态下出现呼吸困难,胸腹矛盾运动、进行性加重或新出现的中心性发绀、外周水肿、右心衰竭和血液动力学不稳定、反应迟钝等意识障碍等；根据COPD急性加重和预后的临床关系把 AECOPD 分为 I 级：门诊治疗；II 级：需要住院治疗；III 级：出现呼吸衰竭，具体参数包括：$FEV_1 < 1$ L，$PaO_2 < 50$ mmHg，$PaCO_2 > 70$ mmHg，pH < 7.35 提示病情严重，需要进行无创机械通气，如无创机械通气失败，pH < 7.25 且伴有明显意识障碍、低血压休克等需要有创机械通气治疗。该患者的病情符合病情严重的数项标准而且伴有 II 型呼吸衰竭，符合入住呼吸系重症监护病房（RICU）的指征并需要无创机械通气治疗。

主治医师

结合此患者主要谈两方面的问题：一方面是 AECOPD 的抗生素选择策略；另一方面是 AECOPD 全身激素治疗的策略。

AECOPD 的原因很多，80% 和感染有关，20% 和空气污染、吸烟或其他非感染因素有关。结合患者此次加重有高热、脓痰、白细胞计数及中性粒细胞增多，考虑加重可能与细菌感染有关，根据 Anthonisen 标准把 AECOPD 分为 3 型：I 型包括呼吸困难加重、痰量增多伴脓性痰 3 种症状；II 型具有呼吸困难加重、痰量增多伴脓性痰中的 2 项症状，其中包括脓性痰；III 型：仅有 1 种症状。对于 I 型和 II 型及需要有创或无创通气的、严重的 AECOPD 需要使用抗生素治疗，流感嗜血杆菌、肺炎链球菌和卡他莫拉菌是 AECOPD 最主要的致病菌，但经常存在混合感染的情况：如流感嗜血杆菌和金黄色葡萄球菌、大肠埃希菌、铜绿假单胞菌也是常见的致病菌,患者在急诊首先选择Ⅲ代头孢类抗生素的治疗(头孢哌酮),但患者病情逐渐加重,由于患者经常使用抗生素会存在致病菌的耐药情况,因此改用头孢哌酮钠/舒巴坦钠(舒普深)治疗,但用药后患者仍有低热,后加用万古霉素及氟康唑后体温降至正常。对于AECOPD抗菌治疗的核心原则是基于流行病学调查的分层治疗,轻中度患者应用阿莫西林(加或不加克拉维酸)、大环内酯类、Ⅱ代头孢菌素;Ⅲ代头孢及氟喹诺酮类的药物对产酶的流感嗜血杆菌也具有较好的抗菌活性,因此适用于重度AECOPD患者,但对于频繁使用抗生素的COPD患者需要联合使用抗生素。同时《GOLD指南》指出符合2项的患者需要考虑铜绿假单胞菌的感染:① 近期有住院史;② 频繁使用抗生素者(1年超过4个疗程者);③ 过去2周服用糖皮质激素者(每天泼尼松 > 10 mg)。对于初入重症监护病房(ICU)机械通气的患者使用加酶抑制剂的半合成青霉素或Ⅱ、Ⅲ代头孢静滴,必要时可以联合氨基糖苷类或呼吸喹诺酮类;对于合并结构性改变比如支气管扩张者需要考虑铜绿假单胞菌感染,多发性空腔样改变者可能需要使用碳青霉烯类;对于下呼吸道感染严重的或使用呼吸机的患者,非发酵菌的机会增加:如铜绿假单胞菌、鲍曼不动杆菌及嗜麦芽窄食单胞菌等,对于铜绿假单胞菌感染可选择前4类的任何一种联合第5类或第6类:① 青霉素类:哌拉西林、美洛西林等;② 头孢菌素类:头孢他啶、头孢哌酮、头孢吡肟;③ 酶抑制剂合剂:头孢哌酮钠-舒巴坦钠(舒普深)、哌拉西林-三唑巴坦;④ 碳青霉素类:亚胺培南、美罗培南、帕尼培南;⑤ 氟喹诺酮:环丙沙星、左氧氟沙星;⑥ 氨基糖苷类:阿米卡星、依替米星。

对于嗜麦芽窄食单胞菌可以选择：① 复方磺胺甲噁唑（SMZ-TMP）；② β内酰胺类/β内酰胺酶抑制剂合剂；③ 氟喹诺酮：环丙沙星、左氧氟沙星、莫西沙星；④ 四环素类（米诺环素、多西环素）；⑤ 甘氨酰环素类（替加环素）；⑥ 黏菌素（多黏菌素 B、E）。国内流行病学资料显示AECOPD 患者下呼吸道检出菌 65.69% 是革兰阴性杆菌，其中肺炎克雷白菌 17.64%，铜绿假单胞菌 15.68%，大肠埃希菌 11.76%；革兰阳性球菌 28.43%，其中肺炎链球菌 11.76%，金黄色葡萄球菌 5.88%；第 3 位是真菌（5.88%），以白色念珠菌和酵母样真菌为主。此例患者在治疗过程中培养到鲍曼不动杆菌、金黄色葡萄球菌和真菌的混合感染，经过联合的抗炎治疗 3 周后感染控制，病情好转。AECOPD 使用抗生素的疗程一般为 7～10 天，但对于下呼吸道感染严重或接受机械通气治疗的患者疗程需要根据个体情况延长抗生素疗程。AECOPD 抗菌治疗不仅要考虑短期目标（治愈和改善症状、恢复肺功能、减少和清除细菌负荷、减轻支气管炎症反应），还应兼顾长期目标（延长 AECOPD 的间隔时间、延缓COPD 进展、改善生活质量和减少社会经济负担）。

此外，呼吸道病毒感染也可诱发 AECOPD，最常见的是鼻病毒、呼吸道合孢病毒及流感病毒，病毒感染进一步诱发细菌感染；迄今为止，除奥司他韦胶囊、扎那米韦吸入剂及金刚烷胺在流感 48 h 内使用对病毒侵袭呼吸道上皮有效外，无证据支持抗病毒治疗可以改善 AECOPD 的进程。因此，临床一般不常规使用抗病毒药物。

全身使用糖皮质激素可缩短 AECOPD 的恢复时间，改善肺功能（FEV_1）和低氧血症，减少早期复发，缩短住院时间。《2011GOLD》建议 AECOPD 患者可使用全身激素,泼尼松30～40mg 口服,疗程 10～14 天;但《2014GOLD》将全身激素使用疗程又缩短至 5～7 天,具体时间要根据患者的实际情况进行调整。

主任医师一

COPD 分为急性加重期和稳定期,AECOPD 是加速 COPD 疾病进程的非常重要的阶段。因此,《2001GOLD》把 AECOPD 纳入了 COPD 的定义,降低 COPD 未来风险,把预防 AECOPD 作为 COPD 的防治的主要目标,中华医学会呼吸分会于 2012 年 11 月《国际呼吸杂志》发表了《AECOPD 诊治中国专家共识》给大家临床工作提供了很好的建议。

COPD 合并 II 型呼吸衰竭是呼吸科的常见的危重状态,通过 COPD 合并呼吸衰竭的处理可以学习无创机械通气和有创机械通气的治疗策略。无创正压通气(NIPPV)的指征:中～重度呼吸困难、伴辅助呼吸肌参与呼吸、出现胸腹矛盾运动、中～重度酸中毒(pH ≤ 7.35)、高碳酸血症($PaCO_2 >$ 6 kPa,45 mmHg)、呼吸频率 > 25 次/min;无创机械通气的禁忌证:呼吸抑制和停止、心血管系统不稳定(低血压、心律失常、心肌梗死)、嗜睡、神志障碍及不合作者、易误吸者(吞咽反射异常、严重上消化道出血)、痰液黏稠或大量分泌物、近期有面部或胃食管手术、头面部外伤、固有的鼻咽部异常和极度肥胖、烧伤和严重的胃肠胀气。一般而言,AECOPD 合并呼吸衰竭及早予以无创机械通气可以达到改善呼吸衰竭的效果;但对于二氧化碳潴留严重伴严重酸中毒、昏迷的患者,无创机械通气无效者可考虑采用有创机械通气。有创机械通气的指征：严重呼吸困难、辅助呼吸肌参与呼吸、出现胸腹矛盾运动；呼吸频率 > 35 次/min；危及生命的低氧血症（$PaO_2 < 40$ mmHg，$PaO_2/FiO_2 < 200$）；严重的呼吸性酸中毒 pH < 7.25 和高碳酸血症（$PaCO_2 > 8$ kPa）；呼吸抑制或停止；意识障碍；严重心血管并发症（心衰、低血压、休克）；存在其他并发症（脓毒血症、代谢紊乱、肺炎、肺栓塞、大量胸腔积液等）；NIPPV 失败、不配合或存在禁忌证者。有创机械通气无绝对禁忌证，相对禁忌证包括：活动性的气道大出血、心脏骤停等。AECOPD 患者采用有创机械通气后如呼吸衰竭有所缓解，但未达到撤机标准时，在早期撤机代以NIPPV。有创到无创的序贯条件有：① 感染为诱发因素者，以"肺部感染控制窗"作为转换的切点。指在建立人工气道有效的引流痰液及合理应用抗生素后，支气管-肺部感染往往可以较为迅速地得到控制，临床上表现为痰液量减少，痰可色转白，体温下降，白细胞计数降低，胸片上支气管-肺部感染影消退；② 非感染因素诱发者，明确诱发因素后及早转换；③ 一般情况差和生命体征不稳定者，则在情况好转时改用。

主任医师二

慢阻肺患者每年发生 0.5 ~ 3.5 次的急性加重，慢阻肺急性加重（AECOPD）是慢阻肺患者死亡的重要因素。AECOPD 是可预防的，减少急性加重及住院次数的措施：① 戒烟；② 接种流感和肺炎疫苗；③ 掌握包括吸入装置用法在内的治疗知识；④ 单用吸入长效支气管扩张剂或联用吸入糖皮质激素；⑤ 应用磷酸二酯酶-4 抑制剂等。

一旦诊断 AECOPD 首先需要评估加重的严重程度，对于AECOPD意识变化是病情恶化和危重的重要指标，一旦出现必须立即就诊。根据《AECOPD 诊治中国专家共识》AECOPD 严重程度分为Ⅲ级，Ⅰ级患者门诊治疗，Ⅱ级患者住院治疗，Ⅲ级患者需要入住 ICU 治疗。入住 ICU 的指征包括：① 严重呼吸困难对初始治疗反应差；② 意识状态改变；③ 经氧疗和无创正压通气低氧血症（$PaO_2 < 40$ mmHg）和（或）呼吸性酸中毒（pH < 7.25）仍加重；④ 需要有创机械通气；⑤ 血液动力学不稳定需要升压药物。从治疗上包含以下治疗：① 控制性氧疗；② 支气管扩张剂治疗（包含短效 β_2 受体激动剂和抗胆碱能药物的雾化吸入、全身茶碱类药物的使用）、糖皮质激素的应用、抗生素的合理选择、呼吸兴奋剂的合理使用和机械通气的治疗等。

AECOPD 是全身炎症反应的加重。AECOPD 的并发症包括全身各系统。Ⅱ型呼吸衰竭可以出现神经、精神系统的异常，从呼吸和循环系统讲 AECOPD 可以合并呼吸衰竭、心力衰竭、肺栓塞、气胸；从消化系统来讲，可引起应激性溃疡、肝功能不全；就泌尿系统而言，可引起肾功能不全，血液系统可引起弥散性血管内凝血（DIC）等。因此，AECOPD 的患者多存在多脏器功能衰竭。并发症的处理决定了AECOPD 的预后。AECOPD 常见的并发症及处理原则如下。

1. AECOPD 并发心力衰竭和心律紊乱

AECOPD 并发右心衰竭时，有效地控制呼吸道感染，应用支气管舒张剂，改善缺氧和高碳酸血症，再配合适当应用利尿剂，即可控制右心衰竭，通常无须使用强心剂。但对某些 AECOPD 患者，在呼吸道感染基本控制后，单用利尿剂不能满意地控制心力衰竭时或患者合并左心室功能不全时，可考虑应用强心剂治疗。

（1）利尿剂的应用：一般选用缓慢或中速利尿剂，在应用利尿剂时，不应过快及过猛，以避免血液浓缩，痰黏稠而不易咳出。长期应用利尿剂还可产生低钾血症，促进肾对碳酸氢盐的再吸收，从而产生代谢性碱中毒，抑制呼吸中枢和加重呼吸衰竭。

（2）强心剂的应用：AECOPD 并发右心衰竭并不是应用强心剂的指征，因为强心剂对这些患者缺乏疗效，原因有：① 肺血管收缩导致肺血管阻力增加；② 右心室前负荷降低，导致心输出量下降；③ 应用强心剂还会增加心律失常的风险；④ 应用地高辛不能提高右心室射血分数和改善运动耐量。因此，对 AECOPD 并发右心衰竭的患者不主张常规应用强心剂。AECOPD 患者并发左心室功能障碍时可适当应用，但需十分小心，这是因为慢阻肺患者长期处于缺氧状态，对洋地黄的耐受性低，治疗量与中毒量相当接近，容易发生毒性反应，引起心律失常。使用强心剂时剂量宜小，选择快速作用药物如毛花苷丙（西地兰）、毒毛花苷 K 等缓慢静脉注射，剂量为常用量的 $1/2 \sim 1/3$。口服洋地黄制剂中以地高辛较为稳妥，采用维持量法 0.25 mg/d，收效后再减量至 0.125 mg/d。

（3）心律失常的治疗：AECOPD 患者发生急性呼吸衰竭时常出现心律紊乱，心律紊乱既可由疾病本身及其引起的代谢异常，如感染、缺氧、高碳酸血症、电解质紊乱所引起，也可由于洋地黄过量、拟交感神经药和茶碱的使用等。AECOPD 患者的心律紊乱主要治疗是识别和治疗引起心律紊乱的代谢原因及治疗原发病。当诱因不能去除或在纠正上述病因后仍有心律失常时,可考虑应用抗心律失常药物。如未用过洋地黄类药物者,可考虑选用毛花苷丙(西地兰)0.2~0.4 mg,也可选用维拉帕米(异搏定)5 mg缓慢静脉注射,或口服40~80 mg,3次/d。出现室性异位节律,如频发室性期前收缩或室性心动过速时可用利多卡因50~100 mg静脉推注,必要时15 min后再注射1次,亦可应用其他抗心律失常药物。如果慢阻肺患者的心律紊乱对生命构成威胁,如室颤或室性心动过速伴低血压时,应给予电复律。一般避免使用β受体阻滞剂,因其能损害肺通气功能,但可应用选择性$β_1$受体阻滞剂治疗,如美托洛尔(metoprolol)或比索洛尔(bisoprolol)在特定情况下使用是安全的。

2. AECOPD并发肺栓塞

慢阻肺是肺栓塞的一项重要危险因素,在住院治疗的AECOPD患者中尤为突出,AECOPD患者并发肺栓塞的发病率高达24.7%。未经治疗的肺栓塞病死率高达30%。AECOPD并发肺栓塞的诊断和治疗是临床工作中的难题,其诊断往往被延误,而且并发存在的肺栓塞常常为致死性的。如果高度怀疑AECOPD并发肺栓塞,临床上需同时处理AECOPD和肺栓塞。

(1)AECOPD并发肺栓塞的原因:① 低氧血症导致继发性红细胞增多使血液黏稠度增加、血小板功能异常;② AECOPD患者并发肺心病时常伴有右室壁栓子形成;③ AECOPD患者的心肺储备功能差,体力活动受限,长期卧床,深静脉血栓发病率增加。AECOPD患者并发肺栓塞的诊断困难,因为肺栓塞的症状和体征均是非特异性的,呼吸困难和低氧血症又常由AECOPD所引起。低血压和(或)

高流量吸氧后 PaO_2 不能升至 60 mmHg 以上常提示肺栓塞可能。

（2）AECOPD 并发肺栓塞的诊断：① 螺旋 CT 和肺血管造影检查是目前诊断慢阻肺并发肺栓塞的主要手段；② 血浆 D‑二聚体阴性有助于排除低危患者的急性肺动脉栓塞；③ 放射性核素通气‑血流灌注扫描对 AECOPD 并发肺栓塞的诊断价值有限；④ 如果发现深静脉血栓形成，则无须再行肺血管造影，因为深静脉血栓形成是抗凝治疗的指征。

（3）AECOPD 并发肺栓塞的预防：对卧床、红细胞增多症或脱水的 AECOPD 患者，无论是否有无血栓栓塞性疾病史，均需考虑使用肝素或低分子肝素抗凝治疗。

（4）AECOPD 并发肺栓塞的治疗：参见《肺血栓栓塞症诊断与治疗指南》和急性肺血栓栓塞症诊断治疗中国专家共识。

总之，AECOPD 是非常值得关注的呼吸系急重症，在治疗上需要综合考虑全身相关的并发症，合理使用抗生素和糖皮质激素等，合理使用机械通气治疗以改善患者预后。

【后记】

此患者经过抗炎、平喘、治疗心脏病及无创机械通气治疗，病情趋于稳定；全身激素使用有助于缩短慢阻肺急性加重的病程，预防肺栓塞对于高危患者有益。

（周　敏）

病例三　支气管哮喘未控制

【病史摘要】

1. 主诉

反复发作性胸闷气促5年,加重5天。

2. 病史

患者,男性,46岁。5年前起反复出现发作性胸闷、气促、呼吸困难,每年黄梅季节较重,平均每年需急诊一次,发作时予全身糖皮质激素应用改善明显。平素以复方甲氧那明(阿斯美)、沙丁胺醇(万托林)不规则用药控制症状。不发作时运动耐量好,可登5楼,日常生活不受限。近2月来,自觉胸闷、气促症状加重,每日需使用沙丁胺醇气雾剂缓解症状,夜间时有憋醒,并感活动耐量降低。现为求进一步治疗,拟以"支气管哮喘"收入病房。病程中患者无畏寒、发热,无咳嗽、咳脓痰、咯血,无腹痛、腹泻。患者自幼有过敏性鼻炎病史,无明显季节性。吸烟史35年,10支/天。否认酗酒史。

3. 体检

T 37.1℃,H 80次/min,R 16次/min,BP 130/80 mmHg,神清,精神可,步入病房,查体合作,对答切题。全身皮肤未见黄染、瘀斑、瘀点,未见色素沉着。全身浅表淋巴结未触及肿大。颈软,气管居中,无颈静脉充盈,颈动脉搏动正常,无甲状腺肿大,无结节,无血管杂音。胸廓左右对称,未见三凹征,肋间隙略宽。双侧语颤对称,无胸膜摩擦感。双肺叩诊清音。两肺呼吸音清,未闻及干湿啰音,心率 80 次/min,律齐,未闻及病理性杂音。全腹平,未及胃肠蠕动波,腹软,无压痛、反跳痛,肝脾肋下未及,肠鸣音 3 次/min。双下肢未见浮肿。

4. 辅助检查

血常规检查:白细胞计数 $5.45 \times 10^9/L$,中性粒细胞46.8%,嗜酸性粒细胞8.6%,嗜酸性粒细胞绝对计数 $0.40 \times 10^9/L$,血红蛋白 140 g/L,血小板计数 $161 \times 10^9/L$。

生化检测:尿素 5.3 mmol/L,肌酐 79 μmol/L,尿酸 379 μmol/L,钠 140 mmol/L,钾 3.52 mmol/L,氯 105 mmol/L,二氧化碳 26.0 mmol/L,钙 1.96 mmol/L,磷 1.41 mmol/L。

免疫球蛋白 IgE:259.0 U/mL。

胸部 CT 扫描:肺气肿,左肺上叶小结节灶,双肺下叶条索影,胸膜增厚黏连,附见肝内低密度灶。如图3-1所示。

肺功能检查(舒张试验)数

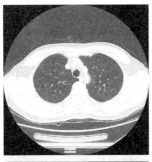
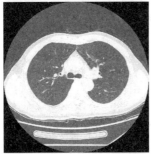
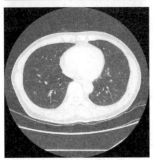

图3-1 病例三胸部 CT 扫描所见

值如表3-1所示。

表3-1　肺功能检查(舒张试验)

项　　目	预计值	前次	前/预	后次	后/预	改善率
VC	4.09	2.69	65.7	3.10	75.9	15.52
ERV	1.17					
IC	2.92					
FVC	3.93	2.16	54.9	3.10	78.9	43.72
FEV_1	3.17	1.56	49.3	2.20	69.4	40.64
FEV_1/FVC			72.39		70.83	-2.15
PEF	8.14	3.59	44.1	5.40	66.3	50.42
MEF75	7.14	2.20	30.8	2.91	40.8	32.43
MEF50	4.34	0.89	20.4	1.84	42.3	107.14
MEF25	1.64	0.41	25.0	0.92	56.1	124.39
MV	8.57	26.24	306.1			
MVV	118.46	50.55	42.7			

*VC:肺活量;ERV:补呼气量;IC:深吸气量;FVC:用力肺活量;FEV_1:1 s用力呼气容积;FEV_1/FVC:第1 s用力呼气容积/用力肺活量;PEF:呼气峰值流速;MEF75:75%肺活量时的最大呼气流速;MFF50:50%肺活量时的最大呼气流速;MEF25:25%肺活量时的最大呼气流速;MV:每分钟静息的通气量;MVV:最大通气量。

【讨论内容】

住院医师

总结患者临床表现:患者中年男性,既往有长期重度吸烟史,以反复出现的发作性胸闷、气促、呼吸困难为临床特点;发作有明显季节性,每年黄梅季节较重,平均发作每年1次;平素以支气管舒张剂不规则按需用药治疗,发作时予全身糖皮质激素应用改善明显。影像学检查提示有肺气肿,住院期间肺功能检查提示重度阻塞性通气功能障碍,支气管舒张试验阳性。根据哮喘临床诊断标准:① 反复发作性的喘息、呼吸困难、气促、咳嗽,多与接触变应原有关;② 发作时两肺可闻及呼气相的哮鸣音;③ 使用支气管扩张剂或可自行缓解;④ 排除其他疾病;⑤ 症状不典型时,可通过肺功能检查进行辅助诊断。结合患者情况,目前哮喘诊断明确。患者既往史中有过敏性鼻炎,外周血嗜酸性粒细胞增高,总 IgE 增高,提示本患者为过敏性哮喘。但需对过敏原进行筛查,以明确病因,避免过敏原的接触。

主治医师

该病例目前的情况根据(全球哮喘防治创议)(GINA)的评判标准:患者存在日间和夜间症状(≥2 次/周)、活动耐量降低,肺功能下降,伴按需药物的使用增多(≥2 次/周)。虽然目前无急性加重的症状,但符合上述 1 项以上者均应临床判断为哮喘未控制。本病例探讨的目的还需对哮喘控制情况不佳寻找原因:我们可以从下列因素去进行分析:① 诊断是否正确;② 诱发因素是否去除;③ 药物选择是否适当;④ 剂量是否足量;⑤ 使用方法是否恰当;⑥ 患者治疗依从性如何。回顾病史,该患者治疗依从性很差,每次都是急性发作时至医院进行甲泼尼龙抗炎、二羟丙茶碱(喘定)平喘治疗,而缓解期几乎不进行规范治疗,只以沙丁胺醇按需缓解症状,而此次入院前沙丁胺醇用量明显增加。医生为哮喘患者制订治疗方案时,应以病情严重程度为基础,根据其控制水平类别选择适当的治疗方案。哮喘药物的选择既要考虑药物的疗效及其安全性,也要考虑患者的实际状况,如经济收入和当地的医疗资源等。要为每个初诊患者制定哮喘防治计划,定期随访、监测,改善患者的依从性,并根据患者病情变化及时修订治疗方案。根据目前情况,首先应加强患者的健康教育,增加其治疗依从性。另外可考虑从 5 级中第 3 级进行治疗(中-高剂量 ICS + LABA)开始规范化治疗,根据情况,酌情联合白三烯调节剂或缓释茶碱,并按需使用短效 β_2 受体激动剂(SABA),以控制哮喘症状。可通过明确病因,进一步避免相应过敏原的接触,减少哮喘发作的概率。

主任医师

同意上述医师意见。该患者诊断明确,这里不做赘述。

我们过去控制哮喘,更多的是讨论药物治疗,而忽略了患者的管理,但事实上,有效、成功的管理才是控制哮喘的基础,故此次讨论的目的就来谈谈如何更好地进行哮喘管理。2010 GINA(全球哮喘防治倡议)指南提出,成功的哮喘管理目标是:① 达到并维持症状的控制;② 维持正常活动,包括运动能力;③ 维持肺功能水平尽量接近正常;④ 预防哮喘急性加重;⑤ 避免因哮喘药物治疗导致的不良反应;⑥ 预防哮喘导致的死亡。建立医患之间的合作关系是实现有效的哮喘管理的首要措施。有效的治疗手段是通过患者的有效实施而得以实现的。医生应指导患者自我管理,对治疗目标达成共识,制定个性化的书面管理计划,包括自我监测、对治疗方案和哮喘控制水平周期性评估。在症状和(或)最大呼气流量(PEF)提示哮喘控制水平变化的情况下,针对控制水平及时调整治疗以达到并维持哮喘控制。

其中对患者进行哮喘教育是最基本的环节。哮喘教育必须成为医患之间所有互助关系中的组成部分。患者教育可增加理解、增强技能、增强自信心、增加依从性和自我管理能力,增进健康,减少卫生保健资源使用。

1. 确定并减少危险因素接触

尽管对已确诊的哮喘患者应用药物干预,对控制症状和改善生活质量非常有效,但仍应尽可能避免或减少接触危险因素,以预防哮喘发病和症状加重。许多危险因素可引起哮喘急性加重,被称为"触发因素",包括变应原、病毒感染、污染物、烟草烟雾、药物。减少患者对危险因素的接触,可改善哮喘控制并减少治疗药物需求量。早期确定职业性致敏因素,并防止患者进一步接触,是职业性哮喘管理的重要组成部分。

2. 评估、治疗和监测患者的起始治疗及调整是以患者的哮喘控制水平为依据,包括评估哮喘控制、治疗以达到控制,以及监测以维持控制这样一个持续循环过程

(1)哮喘控制测试(ACT)问卷:该问卷仅通过回答有关哮喘症状和生活质量的 5 个问题的评分进行综合判定,25分为控制、20 ~ 24 分为部分控制、19 分以下为未控制,并不需要患者检查肺功能。通过长期连续检测维持哮喘控制,尤其适合在基层医疗机构推广,作为肺功能的补充,既适用于医生,也适用于患者自我评估哮喘控制,患者可以在家庭或医院,就诊前或就诊期间完成哮喘控制水平的自我评估。多数哮喘患者接受规范化治疗后,症状很快就会得到缓解,肺功能也会逐步得到改善。

(2)提示所有哮喘患者:哮喘是一种慢性疾病,很多患

者需要长期治疗。治疗方案的制订、变更，药物的减量、停用，都应该在医生的指导下进行，切忌自行决定，否则很可能导致前期治疗效果的丧失和疾病的加重。当按照专家推荐的治疗方案规范化治疗一段时间之后，效果不理想，应主动配合医生寻找原因。如：是否持续接触哮喘触发因素（过敏原、环境中的化学物质等）、是否由于药物装置使用不当、是否合并导致哮喘难治的并发症（鼻-鼻旁窦炎、胃食管反流、阻塞性睡眠呼吸暂停综合征等）、是否吸烟或被动吸烟（因吸烟可导致患者气道炎症更倾向于对激素不敏感的中性粒细胞和巨噬细胞浸润为主的炎症表型）、有无药物因素（口服 β 受体阻滞剂、口服血管紧张素转换酶抑制剂、解热镇痛药物等）、是否患有其他具有哮喘样症状的疾病（如变态反应性支气管肺曲菌病、变应性肉芽肿性血管炎等）。哮喘急性发作通常均有诱发因素，很多患者是因为自行改变（减量或停用哮喘控制药物）治疗方案而导致。其他常见原因包括：病毒感染、接触过敏原等触发因素、哮喘急性发作缓解后，审核患者是否正确使用药物、吸入装置和峰流速仪，找到急性发作的诱因并制定避免接触的措施，制订调整控制性治疗方案，以预防再次急性发作。

主任医师二

今天的分析都非常深入，非常有意义。哮喘的管理，不仅仅是一个医学问题，其实也是一个社会问题。哮喘的控制，不仅仅是通过药物治疗，更重要的是通过健康宣教、医患合作、患者自我管理而实现的。定期随访是预防急性加重，改善患者预后的最根本的措施。

【后记】

患者入院后诊断为支气管哮喘未控制,鉴于患者肺功能差,为重度阻塞性通气功能障碍,并伴有过敏性鼻炎和长期大量吸烟史,根据《指南》给予三级治疗(中高剂量 ICS + LABA—氟替卡松 250 μg/沙美特罗 50 μg 2 次/d,每次一吸;孟鲁斯特 10 mg 口服,1 次/d;缓释茶碱 0.2 g,2 次/d 口服),患者呼吸道症状明显好转后出院随访。1 月后患者门诊就诊,哮喘控制良好,症状、体征、肺功能均较前明显改善,ACT 评分 25 分。维持原用药,嘱其每 3 ~ 6 个月随访一次。

(汤 葳)

病例四　支气管哮喘急性发作

【病史摘要】

1. 主诉

反复咳嗽气喘30年,加重5天。

2. 病史

患者,女,38岁。自入院30年前开始反复、间断性咳嗽、气喘发作,多于感冒、夏秋季节变换时发生,对多种刺激性气味敏感,夜间症状重于白天,每次发作于当地氨茶碱、泼尼松等药物治疗后好转,平时一般体力活动无受限。曾长期"中药"治疗,具体成分不详。28岁生育后病情有所加重,入院前2年开始频繁发作,并出现活动后气促,需每日使用缓解药物。入院前3月每月均有气喘发作需急诊补液治疗,同时伴咳嗽、黏痰、低热。入院前5天症状持续加重,当地予以沙丁胺醇雾化吸入、地塞米松等药物治疗症状无缓解,今送至医院急诊,入院时患者意识模糊、烦躁、大汗淋漓、呼吸极度困难、唇发绀、双肺听诊呈沉默肺、三凹症(＋)查血气分析显示 pH 6.9,PO_2 7.6 kPa,PCO_2 13.4 kPa(FiO_2 45%),遂于抢救室立即行经口气管插管、机械通气后转入RICU进一步治疗。个人史中父亲有哮喘史。

3. 体检

T 38℃,H 120次/min,R 30次/min,BP 150/80 mmHg,神志不清,口插管接机械通气。全身皮肤未见黄染、瘀斑、瘀点,未见色素沉着。全身浅表淋巴结未触及肿大。颈软,气管居中,无颈静脉充盈,颈动脉搏动正常,无甲状腺肿大,无结节,无血管杂音。胸廓饱满但左右对称,见吸气三凹征,肋间隙增宽。双侧未触及胸膜摩擦感。双肺叩诊过清音。两肺呼吸音降低,闻及少许低调哮鸣音,心率120次/min,律齐,心界无扩大,未闻及病理性杂音。全腹平,未触及胃肠蠕动波,腹软,无压痛、反跳痛,肝脾肋下未及,肠鸣音1~2次/min。双下肢未见水肿。

4. 辅助检查

血常规检查:白细胞计数 $10.12 \times 10^9/L$,中性粒细胞78.8%,嗜酸性粒细胞6.6%,血红蛋白140 g/L,血小板计数 $180 \times 10^9/L$。

生化检查:尿素 7.3 mmol/L,肌酐 91μmol/L,尿酸250μmol/L,钠140 mmol/L,钾5.04 mmol/L,氯108 mmol/L,二氧化碳45.0 mmol/L,钙1.86 mmol/L,磷1.71 mmol/L。

呼吸道病毒九联:(-)。

气道分泌物检查:细菌培养(-),真菌培养(-),结核分枝杆菌涂片(-)×3次,结核菌培养(-)。

血气分析:pH 7.24,PO_2 9.0 kPa,PCO_2 10.2 kPa(FiO_2 40%)。

床边胸片检查:双肺过度充气、局限性肺气肿、双肺纹理增多表现,心影无明显扩大,无气胸、纵隔气肿等表现(见图4-1)。

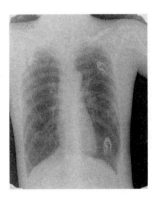

图4-1　病例四床边胸片所示

【诊疗经过】

患者入院后给予心电监护、机械通气,使用同步间歇指令和呼气末正压(SIMV + PEEP)通气模式,采用小潮气量和允许性高碳酸血症通气策略,病情好转后改用压力支持通气(PSV),同时予以全身及局部雾化吸入糖皮质激素抗炎、特布他拉(博利康尼)及异丙托溴铵(爱全乐)雾化液吸入扩张支气管,抗感染、纠正脱水及电解质紊乱等对症支持治疗。并予以加强气道湿化及吸引,全身使用激素和局部使用支气管扩张剂的同时给予硫酸镁静脉泵入解痉平喘,人-机对抗给予丙泊酚(异丙酚)镇静治疗。患者于入院第3天神志转清,气道峰压逐步下降,生命体征平稳,复查血气基本恢复正常,逐步下调压力支持,于入院第6天成功拔管,转入普通病房继续巩固治疗,出院后予以吸入皮质激素加长效支气管扩张剂维持治疗。

【讨论内容】

住院医师

总结患者临床表现和入院后治疗经过:患者为中年女性,结合患者病史和体征及有关生化检查考虑患者本次诊断为哮喘极重度急性发作、Ⅱ型呼吸衰竭。为进一步应明确患者本次急性发作的诱因,如是否合并感染(细菌、结核菌、真菌等)而完善影像学检查、微生物检查。并积极排除心衰、气胸等其他并发症。

哮喘急性加重的严重度评估和及时的、恰当的治疗是抢救患者的关键。应该在初始评估病情和积极治疗后给予严密的监测(包括说话、体位、精神状态的评估,体征的改变和血氧的监测等)(见哮喘急性发作严重程度评估表4-1),本患者初始评估为极重度哮喘发作合并Ⅱ型呼吸衰竭。

表4-1　哮喘急性发作严重程度评估表

评估内容	轻　度	中　度	重　度	极重度
气促和体位	可步行,平卧	喜坐位,婴儿萎软,哭声短促,进食少	静息时即感气促,喜取前倾位,婴儿拒食	
讲话	成句	短句	单词	
精神状态	可有焦虑	时有焦虑	焦虑	嗜睡或昏迷
呼吸频率	增加	增加	>30 次/min	
辅助肌群参与	常无	常有	有	胸腹矛盾呼吸
哮鸣音	中度,常于呼气末发生	可响亮	常响亮	无
脉率	<100 次/min	100~120 次/min	>120 次/min	相对缓脉
奇脉	无,<10 mmHg	可能存在 10~25 mmHg	常存在 >25 mmHg,儿童 20~40 mmHg	若无,提示呼吸肌疲劳
初始支气管舒张剂使用后的最大呼气流量(PEF)占预计值或个人最佳值的%	>80%	60%~80%	<60%,(100L/min,成人),或反应时间 >2 h	

评估内容	轻 度	中 度	重 度	极重度
吸入空气下 PaO_2	正常，无测定需要	>60 mmHg	<60 mmHg，可有发绀	
PaCO_2	<45 mmHg	<45 mmHg	>45 mmHg，可有呼衰	
吸入空气下的 SaO_2	>95%	91%~95%	<90%	

主治医师

危重症哮喘或"致死性哮喘"可分为两种类型：① 缓发持续型：这些患者常有控制很差的哮喘病史，气流阻塞不完全可逆，常存在气道重塑，包括气道壁水肿、平滑肌肥大和纤维化等改变。对 β_2 受体激动剂治疗反应有限，且对治疗反应较慢，常有激素依赖，需静脉大剂量激素治疗。② 突发急进型：在哮喘症状开始后几小时内甚至数分钟进展至呼吸停止或几乎停止。一般发作前哮喘症状较轻微或控制良好。危重症哮喘的病死率高达 30%~40%。

危重症哮喘的发生可能与以下因素有关：① 外源性过敏原持续存在，如尘螨、刺激性气体、过敏性药物等。② 长期不规范药物治疗。③ 气道内广泛黏液栓形成，气道堵塞。④ 患者体能消耗严重、大量出汗导致严重脱水，呼吸道分泌物黏稠。⑤ 出现严重并发症，如气胸、纵隔气肿等。分析本例患者长期的不规范用药、夜间症状严重、近期频繁加重都是本次发作重症哮喘的因素。

危重症哮喘的病理生理改变为支气管平滑肌严重痉

挛、气道狭窄和黏液栓导致气道阻塞,气道阻力显著增加,呼气流速受限导致气道过早陷闭,相对呼气时间过短引起的动态肺过度充气,肺泡内的压力持续正压,产生高内源性呼气末正压(PEEP)。通气功能障碍导致呼吸肌疲劳及衰竭。气道阻塞部位和程度不一,吸入气在肺内分布显著不均,各部肺泡内压不等,对肺泡周围毛细血管血流灌注产生不同的影响,肺内血流分布不均,引起通气与血流灌注比例的严重失调,导致低氧血症。而一些突发致死性哮喘患者,并无上述的明显改变,其严重的气道炎症反应是由中性粒细胞介导的,气道狭窄发展期迅速而严重,主要通过神经机制、神经敏感性增高的气道高反应性引起的支气管广泛痉挛、水肿,最终导致气道突然闭塞、窒息。

危重症哮喘患者经积极药物治疗后,多数患者可得到缓解,但也有部分患者由于进行性加重的气道炎症,持续支气管痉挛,气道内广泛痰栓形成,甚至出现严重的气道阻塞和呼吸肌衰竭,患者意识恍惚,甚至昏迷。此时,及时应用机械通气是抢救成功的重要措施,其目的在于改善通气,纠正低氧血症,降低呼吸做功,消除呼吸肌疲劳,并有利于吸痰,消除呼吸道分泌物。目前认为对于重症哮喘的气管插管指征包括:① 呼吸心跳骤;② 血流动力学不稳定;③ 进行性呼吸性酸中毒,顽固性低氧血症;④ 意识障碍;⑤ 严重的呼吸肌疲劳或衰竭,肺部听诊为沉默胸。

主任医师一

低氧血症是急性重症哮喘死亡的主要原因,纠正低氧血症的关键在于解除气道狭窄。针对重症哮喘的病理生理特点,我们选择同步间歇性强制唤气和呼气末正压(SIMV + PEEP)通气模式,采用小潮气量($6 \sim 8$ ml/kg)和允许性高碳酸血症(pH 不低于 $7.20 \sim 7.25$)通气策略,增加吸气流量,延长呼气时间,降低动态肺过度充气,减少气压伤的发生。同时给予适当的 PEEP 使细支气管撑开,等压点内移阻止小气道过早关闭,减轻了过度充气,同时对抗哮喘时的 PEEPi,减轻呼吸肌负荷,降低气道阻力,减少呼吸做功,缓解呼吸肌疲劳。通过使用 PEEP 也可以提高肺泡-动脉血之间的压力差,有利于氧气向动脉血弥散,提高 PaO_2。PEEP 的设定为 $75\% \sim 85\%$ PEEPi,本患者为 0.4 kPa(4 cm H_2O),过大的 PEEP 可能会影响回心血量,增加肺容量,增加气压伤的风险,故临床应密切监测患者呼吸生理的变化,如增加 PEEP 后,吸气峰压及平台压不升高反而下降,血压回升,X 线胸片检查示肺过度充气减轻,则说明所设定的 PEEP 适宜。

本例患者的气道反应性极高,持续气道高峰压,意识稍转清后即出现焦虑、烦躁、人-机对抗。为减少呼吸肌疲劳,降低气道峰值压、平台压,增加患者的舒适度,减少人-机对抗,使用了丙泊酚(异丙酚)镇静剂。丙泊酚具有起效快、半衰期短、代谢率低的特点,能迅速达到需要的易于调节的镇静深度,还有扩张支气管作用,有助于改善人-机配合,改善患者氧合。待患者病情改善后逐步减少用量。

患者入院初期由于大量出汗,同时经呼吸道的水分丢失较多,存在血容量不足,导致气道分泌物黏稠,同时呼吸肌疲劳咳嗽无力造成黏液栓阻塞气道,可能是气道压力持续较高的主要原因之一。所以,入院后给予了足够的补液量,纠正低血容量,使痰稀薄,同时加强气道管理、气道内湿化、分泌物吸引也是抢救成功的关键之一。

为改善患者的支气管痉挛状态,除了全身及局部的激素(甲泼尼龙＋布地奈德雾化液)应用,支气管扩张剂雾化吸入(特布他林及异丙托溴铵雾化液),在患者病程初期另加用硫酸镁 2.0 g/d,由于重症支气管哮喘患者多存在气道重构,长期使用 β 受体激动剂的哮喘患者可发生减敏现象,而镁能调节多种酶的活性,能激活腺苷环化酶,并降低支气管平滑肌的紧张度,使支气管扩张而改善通气功能,是一种有效的辅助治疗方法,使用同时密切监测低血压和心率减慢的发生。

患者于入院第 3 天开始病情逐步稳定,双肺呼吸音恢复,气道峰压及平台压下降,意识转清,呼吸机改用压力支持通气(PSV)模式,与 COPD 患者不同,哮喘患者的撤机相对较快。复查动脉血气恢复正常,生命体征稳定,自主咳痰有力,收缩压(PS)<0.7 kPa(7 cm H_2O),按正常呼吸机撤机程序于入院第 8 天成功脱机拔管,继续药物巩固治疗至出院,同时制定哮喘长期控制用药方案,定期随访。

主任医师二

在如此患者类似的重症情况下,给予及时的机械通气,适度开展允许性高碳酸血症的策略,最终可显著提高患者的抢救成功率。另外,在患者危重型加重后,应该对患者进行深入的哮喘规范化治疗的教育,避免这样的高危患者再次出现危重症哮喘的急性发作。

【后记】

患者本次哮喘急性发作属于危重型,出院以后继续口服泼尼松 40 mg/d,根据病情逐步减量。同时雾化吸入布地奈德混悬液及特布他林雾化溶液。二周后可用口服激素及雾化,改用倍必可都保(布地奈德/福莫特罗)干粉吸入剂 320 μg,每日 2 次吸入治疗。每 3 个月进行 1 次门诊评估病情至今。

(汤 葳)

病例五　阻塞性睡眠呼吸暂停
低通气综合征

【病史摘要】

1. 主诉

夜眠打鼾20余年,加重伴呼吸暂停7～8年。

2. 病史

患者,男性,67岁。20年前起出现夜眠打鼾,近7～8年逐渐加重,鼾声响亮,不规律,家属诉其夜眠中常出现呼吸暂停,暂停时间长达半分钟,可自行缓解。患者白天嗜睡、乏力,注意力不集中,并伴有记忆力减退。3年前曾于外院行多导睡眠图(PSG)检查,提示睡眠呼吸暂停综合征(具体报告未见),未予特殊治疗。近1年来打鼾较前进一步加重,并伴有频繁憋醒,常有濒死感,白天嗜睡也较前更为明显,头痛明显加重,现为求进一步诊治入住我科。患者自起病来,精神一般,胃纳可,二便可,体重无明显改变。

既往有高血压病史10年余,血压最高达180/100 mmHg,规律服用3种降压药,血压控制不理想,以晨起血压增高为著。3年前因"头晕伴左侧肢体无力"入住我院神经内科,被诊断为"右侧脑干梗死",治疗2周后症状好转,住院期间发现糖尿病,目前口服2种降糖药物控制血糖,血糖控制一般。有过敏性鼻炎病史,否认心脏及肺部疾病史,否认手术外伤史,否认输血史,否认食物、药物过敏史。吸烟史40余年,每天10支。否认嗜酒史。父亲有夜眠打鼾史,具体不详。

3. 体检

T 36.5℃,P 84 次/min,R 15 次/min,睡前 BP 150/80 mmHg,晨起 BP 170/90 mmHg,身高 1.75 m,体重 80 kg,体重指数 26.1 kg/m²。颈围 40 cm。无下颌后缩、下颌畸形,外鼻形态正常,无腭垂肥大,双侧扁桃体Ⅰ°肿大,舌体稍肥大。口唇无发绀。心率84次/min,律齐,未闻及病理性杂音。两肺呼吸音清,未闻及啰音。腹软,无压痛,肝脾肋下未及,移动性浊音阴性,肠鸣音不亢。无杵状指,双下肢不肿。病理征未引出。

4. 辅助检查

血常规:红细胞计数 5.3×10^{12}/L,血红蛋白 120 g/L,血细胞比容 0.450,平均红细胞体积 86.4 fl,红细胞平均血红蛋白浓度 328 g/L。

空腹血糖 8.1 mmol/L,餐后 2 h 血糖 16.2 mmol/L,糖化血红蛋白 8.1%。

心电图检查:窦性心律,ST－T 变化。

上气道 CT 扫描:上气道软腭、悬雍垂区层面显示相对狭窄。

夜间多导睡眠图监测:总睡眠时间 417.0 s,呼吸紊乱指数(AHI)24.0 次/h,以阻塞性事件为主,呼吸暂停最长时间 77.5 s,夜间最低血氧饱和度 79%。

日间嗜睡评价:Epworth 嗜睡评分 10 分。

【讨论内容】

住院医师

该患者的病例特点为：① 老年男性，长期大量吸烟史以及鼾症家族史。② 夜眠打鼾20余年，近7~8年加重，鼾声响亮，不规律，夜眠中常出现呼吸暂停，并伴有白天嗜睡、乏力，注意力不集中，记忆力减退。③ 查体：体重指数26.1 kg/m²。颈围40 cm。双侧扁桃体Ⅰ°肿大，舌体稍肥大。④ 上气道CT扫描：上气道软腭、悬雍垂区层面显示相对狭窄；夜间多导睡眠图监测：AHI 24.0 次/h，以阻塞性事件为主，夜间最低血氧饱和度79%。日间嗜睡评价：Epworth 嗜睡评分10分。

根据《2011年阻塞性睡眠呼吸暂停低通气综合征（OSAHS）诊治指南》中OSAHS的诊断标准及病情分度方法（表5-1），本例患者"中度阻塞性睡眠呼吸综合征伴重度低氧血症"诊断明确。诊疗计划包括改善生活方式和无创通气治疗。

表5-1　成人OSAHS病情程度与睡眠呼吸暂停低通气指数（AHI）和（或）低氧血症程度判断依据

程　度	AHI（次/h）
轻度	5~15
中度	>15~30
重度	>30

程　度	最低 SaO₂（%）
轻度	85~90
中度	80~<85
重度	<80

主治医师

同意住院医师对于该病例的特点总结和 OSAHS 及其病情严重程度的诊断。另外，从该例患者的病史资料中，我们不难看出该患者除了具有 OSAHS 典型的临床表现，包括夜眠打鼾、鼾声响亮而不规律，并伴有憋气，白天过度嗜睡之外，更重要的是同时患有高血压，2 型糖尿病及缺血性脑卒中等多种并发症，上述合并症或并发症目前都被认为与 OSAHS 相关。因此，本例患者的诊断除"中度阻塞性睡眠呼吸暂停低通气综合征伴重度低氧血症"外，还需补充"高血压病 3 级，极高危；2 型糖尿病；脑梗死（右侧椎-基底动脉系统）"这些合并症的诊断。

在治疗方面，该患者的一般性治疗包括改善生活方式，如减肥、控制饮食、适当运动、戒烟酒。另外，根据《2011 年阻塞性睡眠呼吸暂停低通气综合征（OSAHS）诊治指南》（下简称《OSAHS 诊治指南》），该患者具有无创通气的适应证，需进一步进行持续气道正压通气（CPAP）压力滴定，选择最适治疗压力，并进一步进行依从性治疗。

主任医师

目前，OSAHS 被认为是一种全身性疾病，由于睡眠时频繁发生呼吸暂停和呼吸变浅，出现间歇低氧或伴高碳酸血症和睡眠结构紊乱，可导致多系统损害。近年来，临床医师和研究人员对 OSAHS 系统损害的认识进一步深入，最新的《OSAHS 诊治指南》无论在诊断还是治疗方面都提升了对 OSAHS 系统损害的重视程度。在 OSAHS 的临床特点上，更加关注了OSAHS的并发症或合并症,强调在 OSAHS 临床诊断时应明确并发症和合并症的发生情况。因此,结合该患者的病史、症状、体征和多导睡眠图(PSG)检查结果,本例患者的完整诊断应为"中度阻塞性睡眠呼吸暂停低通气综合征伴重度低氧血症;高血压病 3 级,极高危;2 型糖尿病;脑梗死(右侧椎-基底动脉系统)"。

有关治疗方法的选择,《OSAHS 诊治指南》中明确提出在改善生活方式的一般性治疗基础上,无创气道正压通气治疗是成人 OSAHS 患者的首选治疗方法。OSAHS 诊治方案的制订需依据 OSAHS 的病情严重程度,但即使多导睡眠图监测指标判断病情程度较轻,如合并高血压、缺血性心脏病、脑卒中及 2 型糖尿病等相关疾病,应积极治疗。CPAP 的适应证包括:① 中重度 OSAHS 患者(AHI≥15);② 轻度 OSAHS(5≤AHI<15)患者,但症状明显,合并或并发心脑血管疾病、糖尿病等;③ 经过其他治疗后仍存在 OSAHS 者;④ OSAHS + COPD 重叠综合征患者;⑤ OSAHS 患者的围手术期治疗。本例患者患有中度 OSAHS,并同时患有多种合并症,具有 CPAP 适应证,故应首选 CPAP 治疗,进行 CPAP 压力滴定,并进一步实施依从性治疗,疗效判断指标除睡眠期鼾声、憋气消退,无间歇性低氧,白天嗜睡症状改善外,相关并发症得到改善也应纳入其中。

【后记】

经过 CPAP 压力滴定,最适治疗压力为 8.5 cmH_2O($1 mmH_2O = 9.8 Pa$),同步多导睡眠图监测提示患者夜间各项睡眠监测指标均有明显好转,AHI 1.5 次/h,最低血氧

饱和度 >90%，提示呼吸机治疗有效，患者耐受性佳。出院后继续 CPAP 治疗，1 个月随访结果：患者呼吸机治疗耐受性佳，自觉睡眠质量提高，夜间打鼾、憋气症状消失，白天嗜睡症状明显改善，血压、血糖控制情况亦较前改善，提示治疗有效。

（李庆云　顾晨鹃）

病例六　社区获得性肺炎

【病史摘要】

1. 主诉

反复咳嗽、咳痰10天余伴胸痛、发热。

2. 病史

患者,女,47岁。入院前10天上感后出现咳嗽、咳脓痰,痰量较多,可咳出,并自觉有左下胸部疼痛,疼痛为持续性,咳嗽、深吸气及左侧卧位时明显,伴发热、冷汗、乏力、心悸,并有食欲缺乏,时有恶心、无明显呕吐,首诊于当地乡镇医院,当时测体温39℃,予以抗感染、退热、化痰等治疗(具体不详),效果不佳。1～5天出现寒战、高热,气促,痰量增多,测体温达40.2℃,转至昆山市人民医院住院治疗,胸部CT扫描提示左下肺实变,内可见支气管充气征,右下肺散在斑点状模糊磨玻璃影,左侧胸腔内可见少许积液,白细胞计数10.2×10^9/L,红细胞沉降率(血沉)106 mm/h,C反应蛋白(CRP)38.7 U/L,肝功能检查提示轻度肝损,肾功能、尿常规、免疫指标、粪常规等均在正常范围。1.5天起开始予以莫西沙星静滴0.4/d×3 d、磺苄西林8.0 g/d×1 d,1～6天头孢哌酮钠/舒巴坦钠6 g/d×2 d,1～8天予以万古霉素1.5/d×1 d。患者自述胸痛症状较前有改善,但仍有咳嗽、咳黄痰伴发热,为求进一步治疗,拟诊"肺炎"收入我科。入病房后,继续予以万古霉素(0.5 g每8小时1次)抗感染,入院1~9天(至1月11日),体温无明显好转,调整为左氧氟沙星(可乐必妥)(0.5 g每天1次)联合头孢他啶(复达欣)(2.0 g每12小时1次)(1~11天至1~16天),体温仍无改善,自1~16天起调整为亚胺培南/西司他丁(泰能)(0.5 g每8小时1次),体温高峰逐渐好转,自入院1~20天起体温恢复正常。

发病以来,神清,精神可,胃纳差,睡眠一般,小便正常,近日来有便秘,否认体重下降。既往有红斑狼疮病史15年,曾服用沙利度胺(反应停)、泼尼松(强的松)治疗,近1年余未服药,症状控制稳定。一年前体检发现子宫肌瘤约1 cm。20年前曾有急性黄疸性肝炎,否认结核病史,否认高血压、糖尿病病史。1年前曾有左下肢骨折史;否认输血史,否认食物、药物过敏史。1958年因"烧伤"曾行植皮手术。无烟酒不良嗜好。其堂妹有系统性红斑狼疮(SLE)病史,否认其他家族病史。

3. 体检

T 37.4℃,P 84次/min,R 21次/min,BP 116/80 mmHg,神清,精神可,发育正常,营养中等,自主体位,无贫血貌,全身皮肤黏膜无黄染,无瘀点、瘀斑,浅表淋巴结未及肿大;颈软,气管居中,颈静脉无怒张,呼吸平稳,胸廓无畸形,双肺呼吸动度一致,左下肺触觉语颤增强,右侧语颤无明显异常,未及胸膜摩擦感,左下肺叩诊浊音,右肺叩诊清音,双肺听诊呼吸音增强,双下肺可闻及干湿啰音;心率84次/min,律齐,未闻及病理性杂音,腹软,无压痛,肝脾肋下未及,移动性浊音阴性,肠鸣音不亢,双下肢不肿,病理征未引出。

4. 辅助检查

血常规：如表 6-1 所示。

表 6-1　血常规指标

入院天数（天）	白细胞计数（×10⁹/L）	中性比（%）	红细胞（×10¹²/L）	血红蛋白（g/L）	血小板计数（×10⁹/L）
1~9	7.46	85.8	3.29	101	323
1~12	13.71	89.1	3.30	101	449
1~14	10.86	89.4	3.03	91	461
1~21	4.96	67.1	3.45	103	455

*1~9 天空腹血糖：5.75 mmol/L。

肝功能：如表 6-2 所示。

表 6-2　肝功能指标

入院天数（天）	前白蛋白（g/L）	ALT（U/L）	AST（U/L）	碱性磷酸酶（U/L）	总胆红素（μmol/L）	直接胆红素（μmol/L）	白蛋白（g/L）
1~9	55	108	87	341	13.6	2.9	24
1~12	127	198	165	312	8.4	1.9	28

肾功能：尿素 2.5 mmol/L，肌酐 51 μmol/L，尿酸 148 μmol/L。

电解质：钾 2.32 mmol/L，钠 133 mmol/L，氯 97 mmol/L，钙 1.97 mmol/L，磷 1.26 mmol/L。

C 反应蛋白（CRP）：15.4 mg/dl（1~10 天）、11.10（1~17 天）。

前脑钠肽（pro-BNP）：60 pg/ml、降钙素原（PCT）：

阴性。

APTT：47.8 s，PT：13.3 s，TT：20.00 s，D–D：3.32 mg/L，
Fg：5.4 g/L。

血气分析：如表6–3所示。

表6–3　血气分析指标

入院天数（天）	pH	PaO_2（kPa）	$PaCO_2$（kPa）	SaO_2（%）	BE（mmo/L）
1～9	7.42	10.76	4.89	95.7	–0.9
1～14	7.46	17.56	4.26	98.6	–1.5

抗中性粒细胞胞浆抗体ANCA（–）、抗核抗体ANA
（–）、可提取性核抗原ENA（–）、呼吸道九联病原体检测
（–）。

Ig全套正常，CD3$^+$：70.3%、CD3$^+$CD4$^+$：51.6%、
CD3$^+$CD8$^+$：17.7%↓。

涂片找抗酸杆菌：阴性。

痰涂片：找见革兰阳性球菌。

痰细菌培养：绿链及干燥奈瑟氏菌。

痰真菌培养：丝状菌生长。

影像学资料如图6–1、图6–2所示。

【讨论内容】

住院医师

该患者的病史要点为：① 中年女性；② 急性起病；
③ 有发热（39℃）、乏力、冷汗等全身症状；④ 上感后出现咳
嗽，多量黄痰，左下胸痛等呼吸道症状；⑤ 外院查血白细胞

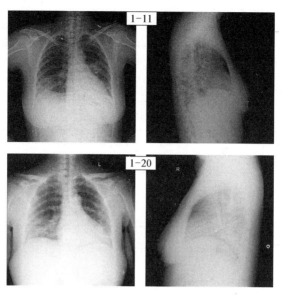

图6-1　病例六影像学资料

计数达10.2×10^9/L，C反应蛋白38.7 mg/L；⑥胸CT扫描提示左下肺实变，内可见支气管充气征，右下肺散在斑片状磨玻璃影，左侧胸腔内少许积液（见图6-2），且发病于社区，且初步临床资料亦不提示其他肺部感染性疾病，如肺结核、肺真菌等或非感染性疾病，如肺部肿瘤、免疫性肺部疾病等。基本符合社区获得性肺炎的临床诊断标准，即：①新出现或进展性肺部浸润性病变。②发热≥38℃。③新出现的咳嗽，咯痰或原有呼吸道疾病症状加重，并出现脓性痰；伴或不伴胸痛。④肺实变体征和（或）湿啰音。⑤白细胞计数 $>10 \times 10^9$/L 或 $<4 \times 10^9$/L，伴或不伴核左移，以上①＋②－⑤中任何一项，并除外肺结核、肺部肿瘤等多种肺部感染或非感染疾病。因此，诊断为社区获得性

肺炎(CAP)。

该患者并未出现意识障碍、呼吸、循环衰竭等表现,因此不属于重症肺炎。此外,根据 CURB - 65 计分方法评估病情,患者并无新出现意识障碍;尿素血症(BUN > 7 mmol/L);呼吸频数(> 30 次/min);低血压(BP < 90/60 mmHg);高龄(≥ 65 岁),因此积分为"0",适合于居家治疗,但该患者在院外治疗达 10 天,病情未见好转,仍持续发热因此有指征住院进一步诊治。

综观该患者在住院前曾先后使用莫西沙星、磺苄西林、头孢哌酮钠/舒巴坦钠、万古霉素等抗菌药物治疗,似乎已超过"不同人群 CAP 的初治经验型抗感染治疗的建议"治疗建议所提方案,但为何治疗未见效,住院后下一步应如何处理? 请上级医师指示。

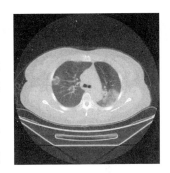
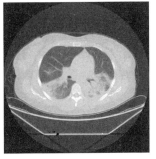
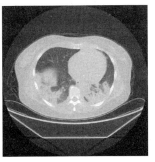

图 6 - 2　病例六胸 CT 扫描

主治医师

同意住院医师分析,结合本患者病史、体检、辅助检查和影像学检查,"社区获得性肺炎"诊断可成立。考虑到患者有红斑狼疮病史,曾服沙利度胺、泼尼松等药物,并曾患"急性黄疸性肝炎"等,因此参照《社区获得性肺炎诊断和治疗指南》(以下简称《指南》)初始经验性抗菌治疗建议第二组即"老年人或有某些疾病患者"的建议,在院外治疗时,采用莫西沙星、磺苄青霉素、头孢哌酮钠/舒巴坦钠等治疗,尚符合规范。因为《指南》建议选择的抗菌药物包括: ① 第2代头孢菌素单用或联合大环内酯类;② β-内酰胺类/β-内酰胺酶抑制剂,单用或联合大环内酯类;③ 呼吸喹诺酮类。

患者在院外初始经验性抗菌治疗 10 天,病情未见好转而转来我院,下一步诊断和治疗从两方面进行考虑。

1. 肺炎诊断是否正确?

(1)虽然社区获得性肺炎诊断可以成立,但仍须进一步鉴别由其他病原体感染引起的可能,如结核分枝杆菌、真菌和病毒等。因此,建议痰涂片抗酸染色和结核菌培养,血清结核感染 T 细胞试验(T - SPOT)检查;痰涂片和真菌培养,血清(1.3)- β - b -葡聚糖 G 试验,血清半乳甘露聚糖 GM 试验和乳胶凝集试验;以及相关血清病毒等检查等。

(2)患者患红斑狼疮 15 年,曾服用沙利度胺、泼尼松等药物,但已停服 1 年,应判断红斑狼疮目前病情及肺部疾病是否与其相关(非感染性,免疫性肺病),建议进行相关免疫学检查。

2. 初始经验抗生素治疗是否确切?

患者在前期治疗过程中存在两方面的问题,即抗生素使用调整过度频繁和未进行病原学检查,在院外初始经验性抗生素治疗的 10 天过程中,先后使用莫西沙星、磺苄青霉素、头孢哌酮钠/舒巴坦钠和万古霉素 4 种抗生素,平均 1~2 天即行调整用药,且未参照病原学检查结果,显然不合理,既影响疗效,又会造成耐药性细菌的产生,现在应即进行痰培养和耐药性检查,必要时可通过纤维支气管镜气管内吸引,直接采取下呼吸道标本进行检查,为下一步调整抗生素提供参考和依据。在未得到病原学检查结果前,目前参照基本病情和前一阶段不规则用多种抗生素等情况,考虑宜先针对革兰阴性杆菌(如铜绿假单胞菌、肠杆菌科)等病原菌感染可能,选用抗菌药物,建议使用碳青霉烯类(亚胺培南)进行治疗,密切观察病情变化,并等待病原学检查结果。

主任医师一

同意两位医师的分析。这次教学查房讨论该病例关键点是当我们临床上面对一个治疗效果不佳的"肺炎"患者时,我们该如何应对?结合本病例,应考虑两点:

首先应该明确如何进行疗效评价。评估时间应在初始后 48～72 h 进行,有效治疗反应首先表现为体温下降,呼吸道症状亦可以有改善,白细胞计数恢复和胸片病灶吸收则出现较迟,如果初始治疗 72 h 后症状无改善或一度恶化,则为治疗无效。本病例初始经验治疗阶段,未能正确进行疗效评估,而随意调动抗菌药物,致病程迁移,应引以为鉴。

初始经验治疗无效的常见原因包括:① 药物未能覆盖致病菌或细菌耐药;② 特殊病原体感染;③ 出现并发症;④ 非感染性疾病,主治医师已结合患者具体病情提出处理意见,应贯彻执行,并随访观察。

其次应重视病原学检查。病原学检查结果对正确使用抗菌药物治疗的重要性自不待言。但初始治疗时,未能得到病原检验结果,根据不同场所发生肺炎的分类(社区获得性肺炎,医院获得性肺炎,健康护理院相关肺炎)可为初始经验性治疗提供参考。社区获得性肺炎的病原菌包括细菌、非典型病原体、病毒等,而以肺炎链球菌和非典型病原体为多见。因此,可根据患者病情选用不同抗生素。但该患者在入住我院前已不规则使用抗生素10天,且疗效不佳。因此,从病原菌分布角度考虑已超出社区获得性肺炎的范围。根据其近30天内接受过静脉治疗(抗生素、化学药物)的病史,可能属于健康护理院相关肺炎。因此,其目前的病原菌更可能为革兰阴性杆菌(铜绿假单胞菌、肠杆菌科),主治医师已给予亚胺培南治疗,请注意观察治疗效果和病原学检查结果。

虽然门诊轻度肺炎可以经验性用药,对有抗菌治疗方案不能覆盖的病原体感染可能或初始经验性抗菌治疗无反应者,必须要进一步做病原学检查。

主任医师二

上述各位医师的分析都十分确切深入,有些内容这里不再赘述,各位医师的讨论都能结合患者具体情况,并复习相关理论,尤其是多处引用《社区获得性肺炎诊断和治疗指南》的内容。建议实习医师通过该教学查房病例的讨论复习教科书(内科学)的相关内容,并阅读中华医学会呼吸病学分会修订的《社区获得性肺炎诊断和治疗指南》,结合临床工作,复习理论知识,扩大阅读范围,以便进一步提高。

《社区获得性肺炎诊断和治疗指南》已发表十多年,对于指导临床建立可靠的诊断,全面评价病情和确定处理方针起到一定的作用。该《指南》亦曾参照国际上多份《指南》或修订版进行更新。因此，值得认真学习和指导实践。但在临床诊治工作中既需要掌握《指南》的普遍原则，更应结合地区和患者的具体情况，选择更有针对性的方案和措施。

根据流行病学调查，我国社区获得性肺炎的最常见病原菌为肺炎链球菌，且对大环内酯抗生素的耐药率和耐药程度都很高。此外，非典型病原体感染的比例亦高，因此对青壮年，无基础疾病患者的初始经验性抗感染治疗建议中虽然提到青霉素类和大环内酯类，但需要考虑对青霉素的耐药水平，提高治疗剂量，而大环内酯类则不宜单独使用。对照美国胸科学会（2001年）和美国感染病学会与美国胸科学会（2007年）的《指南》，则对门诊治疗的轻症社区获得性肺炎患者仍建议首选大环内酯类抗生素，提示选择治疗方案时应考虑地区流行病学特点。此外，亦应结合考虑地区医疗资源。

《指南》的制定和更新系根据循证医学资料，近年来有大量流行病学资料提示社区获得性肺炎的病原谱构成和细菌耐药性发生很多变化，而临床诊断手段和药物治疗方面亦有大量研究成果，故今后《指南》仍会不断更新和修订，值得不断关注。此外，不应被动、机械地执行《指南》，更应积极参与研究创新。

【后记】

该病例经亚胺培南0.5 g，每8小时用药1次，静滴治疗，4天后体温恢复正常，最终治愈出院。

（邓伟吾）

病例七 坏死性肉芽肿性血管炎合并医疗机构相关性肺炎

【病史摘要】

1. 主诉

高热畏寒3天。

2. 病史

患者男性,60岁,身高164 cm,体重61kg。于2013年9月25日无明显诱因后出现发热,每天下午或夜间体温最高,39.2℃左右,伴畏寒、寒战,无四肢酸痛,无夜间盗汗,无皮疹、关节酸痛、关节肿胀,无鼻塞、打喷嚏、流涕,无明显咽痛、咳嗽咳痰、胸闷气促、胸痛、心悸,无咯血,无腹胀腹痛、腹泻、恶心呕吐,无尿频、尿急、尿痛、排尿困难,无肉眼血尿、泡沫尿。口服头孢克洛后体温无明显下降。9月27日收住入院。患者自发病以来精神、夜眠一般,胃纳稍差,二便如常,体重无明显减轻。

既往史:患者2010年确诊特发性血小板减少性紫癜(ITP),2013年7月因 PLT 计数 22×10^9/L,口服糖皮质激素及达那唑治疗,目前泼尼松 15 mg 1 次/d,达那唑 30 mg 1 次/d,长期口腔溃疡。2006年3月因活动后胸闷气促,夜间端坐卧位诊断为扩张型心肌病,心衰。2013年8月19行三腔起搏除颤器(CRTD)植入术,住院期间使用莫西沙星1周,出院至今每日口服头孢克洛。有饮酒史10年余,酒种不限,每天100~150 ml,已戒2年。否认吸烟史,否认职业粉尘接触史。否认传染病、过敏史及家族遗传病史。

3. 体检

T 38.4℃,BP 126/78 mmHg,指末氧饱和度93%(吸空气)神清,气平,口唇无绀,满月脸,全身皮肤角化,浅表淋巴结未及肿大,胸廓无畸形,胸骨无压痛,两肺呼吸音粗,左侧肩胛线及腋后线闻及湿啰音,HR 90次/min,律齐,躯干、四肢未见明显皮疹,左示指末端坏疽,四肢关节无肿胀、畸形。

4. 辅助检查

9月27日血常规:白细胞计数15.19×10⁹/L,中性粒细胞86.1%,血红蛋白105 g/L,血小板计数55×10⁹/L。

9月27日肝肾功能:丙氨酸转氨酶ALT 60 U/L,天门冬氨酸转氨酶AST 55 U/L,血尿素氮BUN 14 mmol/L,血肌酐SCr 162 μmol/L(↑),尿酸UA 406 μmol/L。

降钙素原(PCT):16.17 ng/ml。

C反应蛋白(CRP):58.60 mg/dl。

粪常规正常,隐血(-)。

尿常规:密度1.015,pH 5.0,白细胞(-),酮体(-),葡萄糖(-),潜血(-)。

9月27日胸部CT平扫:双肺炎性渗出、右下叶背段团片样渗出,内见支气管充气征。两侧胸膜增厚,纵隔内见肿大淋巴结影,心脏增大,心包右侧局限性增厚(见图7-1)。

9月27日血培养:阴性。

9月28日痰培养:铜绿假单胞菌生长,对环丙沙星、阿米卡星、庆大霉素、亚胺培南、左氧氟沙星(S)、头孢他啶(S)、妥布霉素(S)、哌拉西林/他唑巴坦(S)、头孢吡肟(S)

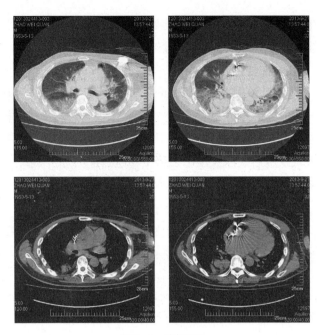

图 7 - 1　胸部 CT

敏感。

9 月 28 日痰真菌培养:(-);βD - 1,3 葡聚糖(真菌)阴性。

9 月 28 日中段尿培养:真菌细菌培养未生长。

9 月 28 日血清肺炎支原体抗体(-)。

5. 诊疗经过

第 1 阶段(入院第 1 ~ 7 天):入院后予以哌拉西林他唑巴坦4.5 g 每8 小时 1 次抗感染,并继续口服泼尼松 15 mg 1次/d,达那唑 200 mg 1 次/d。入院第 2 天体温下降,第 3 ~ 6天体温正常;血常规白细胞计数总数恢复正常,血小板计数上升,降钙素原(PCT)下降,血肌酐有下降。

第 2 阶段(入院第 7~25 天):入院第 7 天起,高热伴畏寒,右下腹隐痛,无腹泻,少量咳痰,无四肢酸痛,头痛等不适。神清,左侧肩胛线及腋后线闻及湿啰音,心率93 次/min,腹软,右下腹轻压痛,无反跳痛,双下肢无水肿。

入院第 11 天起胸闷气促,咳嗽咳痰无加重,外周血氧饱和度(SPO$_2$)75%(吸空气),余体征较前无变化。辅助检查,血常规白细胞总数及中性粒细胞数升高,血小板计数继续上升,降钙素原(PCT)及 C 反应蛋白(CRP)继续下降,红细胞沉降率(ERS)快,血肌酐无变化。血气分析:Ⅰ型呼吸衰竭。胸部 CT 扫描(见图 7-2):双肺广泛炎性渗出(范围较 2013 年 9 月 27 日进展),右下肺空洞形成。

入院第 11 天起,更改抗感染药物为美罗培南 0.5 g 每 6 小时 1 次联合替考拉宁第 1 天每 12 小时 1 次 400 mg,200 mg 每 12 小时 1 次,氟康唑首剂 400 mg,维持剂量200 mg。糖皮质激素加量为甲泼尼龙80 mg/d。

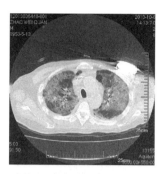
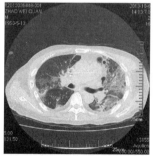
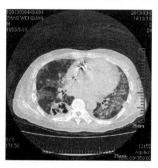

图 7-2　胸部 CT 改变(抗炎后仍进展)

面罩吸氧18 L/min,SPO$_2$ 88%。

入院第13~23天,体温恢复正常,胸闷逐渐缓解,咳嗽咳痰无加重,二便正常。吸氧流量降至鼻导管吸氧3 L/min,SPO$_2$ 95%,夜间不氧疗,SPO$_2$ > 90%,生命体征稳定,腹软,无压痛及反跳痛,双下肢 I°水肿。

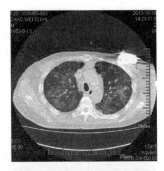
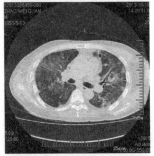
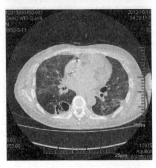

辅助检查,血常规白细胞总数及中性粒细胞数高,但缓慢下降,血小板计数继续上升,PCT及CRP继续下降,红细胞沉降率(ERS)下降,血肌酐恢复正常。肝功能ALT、AST、ALP、γ-GT升高。胸部CT平扫(见图7-3):双肺广泛炎性渗出较前吸收;右下肺空洞形成。

治疗调整:① 逐个停氟康唑、替考拉宁;② 甲泼尼龙逐渐减量至泼尼松15 mg 3次/d口服;③ 加用低分子肝素抗凝治疗;④ 护肝治疗。

第3阶段(入院第25天):出现口腔及嘴角溃疡,左前臂散在皮损并逐渐加重伴左示指末端坏疽加重;胸闷加重,黄脓痰伴有痰中带鲜红色血丝。辅助

图7-3 胸部CT改变
(抗炎后仍进展)

检查,血常规白细胞总数正常及中性粒细胞比例高,血小板计数降低,PCT继续下降及CRP升高,血肌酐正常,肝功能ALT、AST、ALP、γ-GT轻度升高。血气分析:Ⅰ型呼吸衰竭,呼吸性碱中毒。尿液分析潜血4+;免疫:血胞质型抗中性粒细胞抗体C-ANCA(+),胶原血管疾病相关指标及免疫球蛋白水平正常。痰培养:铜绿假单胞菌:环丙沙星(S)、阿米卡星(S)、庆大霉素(S)、左氧氟沙星(S)敏感、头孢他啶(I)、对妥布霉素(S)、哌拉西林/他唑巴坦(I)、头孢吡肟(S);嗜麦芽寡养单胞菌:复方磺胺甲噁唑(复方新诺明)(S)、左氧氟沙星(S)、米诺环素敏感(S)。

治疗调整:① 诊断为坏死性肉芽肿性血管炎,给予甲泼尼龙200 mg+环磷酰胺400 mg 2次/d继续治疗。② 抗感染调整为头孢吡肟1 g 每8小时1次+左氧氟沙星0.5 g 1次/d。

6. 诊断

① 医疗机构相关性肺炎;② 坏死性肉芽肿性血管炎;③ 扩张型心肌病[三腔起搏除颤器(CRTD)术后];④ 心功能Ⅳ级;⑤ 血小板计数减少;⑥ 肝功能不全;⑦ 肾功能不全;⑧ 低蛋白血症。

【讨论内容】

住院医师

本患者中年男性,有特发性血小板减少性紫癜(ITP)、扩张型心肌病、心衰等基础疾病;三腔起搏除颤器(CRTD)植入术后1月余;长期反复口腔溃疡。长期饮酒史。入院时连续口服糖皮质激素近3月,每日至少泼尼松15 mg,达那唑30 mg 1次/d。

患者入院后经历数次病情变化,治疗经过复杂,所以我们将其入院至今的病程分为 3 个阶段。

第 1 阶段是明确的细菌性肺炎治疗阶段。患者因高热畏寒 3 天入院,胸部 CT 扫描示双肺渗出灶,右下肺实变,血常规检查白细胞计数总数及中性粒细胞比例升高。根据肺炎诊断标准:① 新出现或进展性肺部浸润性病变;② 体温≥38℃;③ 新出现的咳嗽、咯痰或原有呼吸道疾病症状加重,并出现脓性痰;伴或不伴胸痛;④ 肺实变体征和(或)湿啰音;⑤ 白细胞计数 > $10 \times 10^9/L$ 或 < $4 \times 10^9/L$,伴或不伴核左移,以上① + ② - ⑤中任何一项,并除外肺结核、肺部肿瘤等特殊感染或非感染疾病,因此入院诊断为肺炎。由于患者入院前 3 个月内有住院史及喹诺酮类及二代头孢菌素抗生素使用史,符合以下医疗机构相关性肺炎(HCAP)诊断标准:本次感染前 90 天内因急性病住院治疗,且住院时间 ≥ 2 天的所有患者;居住在护理院或康复机构的患者;本次感染前 30 天内接受过静脉抗生素治疗、化疗或伤口护理;或者到医院或透析门诊定期接受血液透析的患者。所以诊断为 HCAP。

入院后给予哌拉西林/他唑巴坦治疗,3 天后体温、血象恢复正常,肺炎治疗有效。

第 2 阶段是原因不明的重症肺炎。患者表现为再次高热,左侧肩胛线及腋后线闻及湿啰音,血象升高,出现 I 型呼吸衰竭,胸部 CT 扫描示双肺广泛炎性渗出较前进展。予以抗生素升级为美罗培南联合替考拉宁及氟康唑,广覆盖耐药菌及真菌,并加量后,症状体征缓解,氧合改善,胸部 CT 平扫:双肺广泛炎性渗出较前吸收。

第 3 阶段氧合恶化,确诊坏死性肉芽肿性血管炎。在抗生素降阶梯及糖皮质激素减量过程中,患者体温正常,胸闷气促加重,黄脓痰伴有痰中带鲜红色血丝,氧合再次恶化,伴口腔及嘴角溃疡,皮肤溃疡逐渐加重伴左示指末端坏疽加重;血小板计数下降。因血胞质型抗中性粒细胞胞质抗体[C-ANCA(+)],结合呼吸道症状、口腔皮肤损、尿液分析及血小板计数变化,经肾内科会诊确诊坏死性肉芽肿性血管炎,拟给予甲泼尼龙 200 mg + 环磷酰胺 400 mg 2 次/d 继续治疗;根据痰细菌培养及药敏结果,调整为头孢吡肟 + 左氧氟沙星。

患者病程第 2 阶段的肺炎,病因是什么? 在病因不明的情况下,如何选择抗生素? 请上级医生指导。

主治医师

同意床位住院医生对患者病程分 3 阶段分析。

第 1 阶段,我认为细菌性 HCAP 诊断明确。诊断依据做如下补充,多个临床指标提示患者在糖皮质激素及达那唑剂量不变状态下,加用哌拉西林/他唑巴坦治疗,肺部炎症吸收,包括:① 体温及血象恢复正常;② 10 月 8 日胸部 CT 扫描虽然显示双肺广泛炎性渗出较 2013 年 9 月 27 进展,但右下肺实变消散,并空洞形成;③ 血 C 反应蛋白(CRP)逐渐下降,血小板计数回升,提示炎症控制;降钙素原(PCT)升高,对诊断细菌感染特异性高,其数值的动态变化,对判断抗生素治疗的有效性有指导意义。所以,哌拉西林/他唑巴坦方案成功地治疗了患者入院时的 HCAP(右下肺)。

关于肺炎抗生素的选择,分为无病原学诊断和有病原学诊断两种情况。无病原学诊断时,应该仔细采集患者病史,判断社区获得性肺炎(CAP),HCAP还是医院获得性肺炎(HAP)。CAP可以参照《社区获得性肺炎诊断和治疗指南》选择初始用药。HCAP的抗菌治疗参照HAP进行,抗菌药需要覆盖肺炎链球菌(青霉素、大环内酯类耐药)、流感嗜血杆菌、甲氧西林敏感金葡菌(MSSA)及抗生素敏感肠杆菌;同时估判是否具有产超广谱β内酰胺酶菌株、耐药肠杆菌、铜绿假单胞菌、不动杆菌或甲氧西林耐药金葡菌(MRSA)的危险因素,选用β内酰胺/酶抑制剂(头孢他啶、头孢哌酮、舒巴坦)或抗假单胞菌的碳青霉烯类联合喹诺酮类(环丙沙星、左氧氟沙星)联合糖肽类抗生素。在产超广谱β内酰胺酶(ESBL)菌株感染高发地区或场所,既往接受头孢菌素(特别是第3代头孢菌素)治疗的,首先考虑产ESBL菌株感染;既往接受化疗、皮质激素治疗或粒细胞数 $< 500 \times 10^6/L$,住院时间延长 >20 天,考虑铜绿假单胞菌感染。对于重症HAP,应该重拳出击,尽可能覆盖可疑病原体,甚至真菌。本患者无ESBL依据,但存在耐药菌感染的风险,且入院时CURB-65评分为0,所以选用含酶抑制剂的广谱抗生素哌拉西林/他唑巴坦。患者的痰培养证实病原菌为铜绿假单胞菌哌拉西林/他唑巴坦(S)。

本病例的难点在第2阶段,肺炎样临床表现加重的原因,也就是肺炎的鉴别诊断。

无论诊断CAP、HCAP或HAP,鉴别诊断包括两部分,首先是否为特殊病原体所致的肺炎,如病毒性肺炎、肺结核、肺真菌病或肺寄生虫病等;其次是否为非感染性肺部疾病,如肺部肿瘤(肺腺癌)、阻塞性肺炎、肺水肿、肺不张、肺栓塞、肺嗜酸性粒细胞浸润症、肺间质性疾病,尤其是肺血管炎、隐源性机化性肺炎、过敏性肺炎和肺肉芽肿病等。

本患者影像学改变较快,且累及多个肺叶的肺实变,不支持阻塞性肺炎、肺结核及肺寄生虫病,不支持肺水肿、肺癌及肺不张。需要考虑的疾病是:① HAP。此为哌拉西林/他唑巴坦无效的病原体,包括产 ESBL 菌株、MRSA、不动杆菌和真菌(特别是念珠菌)感染。由于患者无碳青霉烯类使用史,所以不动杆菌可能小。② 肺嗜酸性粒细胞浸润症,患者胸部 CT 扫描示双上肺渗出影,符合肺嗜酸性粒细胞浸润症的影像特点,虽无外周血嗜酸性粒细胞增多,仍不能排除。③ 肺血管炎和肉芽肿病,多为全身系统性疾病,累及包括呼吸道在内的多个脏器,如肾脏、上呼吸道、皮肤等,血清学检测及病理活检有助诊断。④ 隐源性机化性肺炎,为特发性疾病,发病时间相对较短,有咳嗽和呼吸困难,可伴发热、寒战,胸部体检可闻及局限性或较广泛的爆裂音,各种抗生素治疗无效;CT 扫描表现为肺实变伴支气管充气征,以下肺区更明显,可伴小结节影或磨玻璃影,病灶呈游走性;红细胞沉降率、C 反应蛋白和外周血中性粒细胞数显著增加;明确诊断需行支气管肺活检。糖皮质激素治疗有效。本患者需考虑此诊断。

鉴于以上考虑,且患者病情危重,支持治疗同时,予以美罗培南+替考拉宁和氟康唑的广覆盖抗菌治疗,并中等剂量糖皮质激素抗炎,同时积极病原学及血清学检查。患者病情好转。

由于血胞质型抗中性粒细胞抗体 C - ANCA(+),结合患者临床表现,依据1990年美国风湿病学会(ACR)分类标准,符合以下2条或2条以上者可诊断为坏死性肉芽肿性血管炎:① 痛性或无痛性口腔溃疡,脓性或血性鼻腔分泌物;② 胸部X线片示结节、固定浸润病灶或空洞;③ 镜下血尿(红细胞>5个/高倍视野)或出现红细胞管型;④ 动脉壁或动脉周围或血管(动脉或微动脉)外区域有中性粒细胞浸润形成肉芽肿性炎性改变。

主任医师

这是一例疑难、危重的肺炎病例,由于临床处理得当,使病情恶化得以缓解,更幸运的是得到了明确诊断,为今后有的放矢的治疗提供了目标。两位医生已经从肺炎诊断、鉴别诊断及抗生素选择方面,做了详细阐述,我基本同意。

第2阶段的肺炎,我认为坏死性肉芽肿性血管炎可能大,当然不排除合并细菌感染,所以糖皮质激素治疗有效,但在减量过程中出现痰血及呼吸困难加重。

以下重点讨论坏死性肉芽肿性血管炎肺部表现及治疗。

坏死性肉芽肿性血管炎(NGV),即韦格纳肉芽肿病(WG),是一种自身免疫性疾病,主要侵犯上呼吸道、肺和肾脏,还可累及耳、眼、皮肤、心脏、神经系统等,临床表现复杂多样,诊断主要依靠临床及病理结果,病理表现包括坏死、肉芽肿和(或)血管炎,血胞质型抗中性粒细胞抗体(C-ANCA)阳性有助于诊断。

肺是最常累及的器官之一,常见临床表现为咳嗽、胸痛、咯血、呼吸困难等;胸部影像学改变复杂多样,单发或多发结节、肿块是最常见表现,可伴坏死厚壁空洞,也常表现为斑片状阴影,内可见支气管充气征,呈游走性改变,肺泡出血是

NGV 的突出表现,病灶表现为磨玻璃样改变,当出血发生在结节周围时,高分辨率 CT 扫描表现为磨玻璃样影围绕实性结节,称为"晕征"。NGV 肺功能的改变包括限制性和(或)阻塞性通气障碍,最常见的改变是弥散功能降低,在活动性肺泡出血尤其显著。NGV 也常累及其他器官,如肾脏、心脏。NGV 患者深静脉血栓发生率增加,实验室检查异常可见白细胞计数升高、红细胞沉降率增快、C 反应蛋白升高、肾功能不全、贫血等。ANCA 对 ANCA 相关性小血管炎早期诊断具有重要意义,ANCA 滴度常用来评估疾病活动性。

坏死性肉芽肿性血管炎治疗主要是糖皮质激素和环磷酰胺(CTX)。未经治疗的患者预后很差,随着糖皮质激素、CTX 其他免疫抑制剂的应用,生存率明显提高,90% 以上患者在 6 个月内获得缓解。提示预后不佳的因素包括:高龄、肾损害、无耳鼻喉损害、高滴度 PR3 - ANCA、肺受累、低血清白蛋白等。

另外,坏死性肉芽肿性血管炎治疗过程中,尤其是激素减量过程中,如出现临床表现加重,需鉴别:① 坏死性肉芽肿性血管炎复发;② 继发感染[结核、细菌金葡菌、肺孢子虫性肺炎(PCP)、病毒、真菌]。鉴别往往困难,需依据 ANCA 滴度动态变化、症状、炎症指标及影像学变化等综合判断,边治疗边观察。我们需要对本病例进行长期随访。

【后记】

患者在大剂量甲泼尼龙联合环磷酰胺冲击、丙种球蛋白等支持治疗中,突发呼吸困难、I 型呼吸衰竭恶化,经无创机械通气、强心利尿治疗无效,死亡。

(程齐俭)

病例八　社区获得性肺炎

【病史摘要】

1. 主诉

高热伴咳嗽 3 天,气促 2 天。

2. 病史

患者女性,72 岁。入院前 3 天无明显诱因下发热,体温最高 40.1℃,伴畏寒寒战,四肢酸痛;咳嗽,少量白痰;入院前 2 天静息时气促、伴头晕,乏力纳差。外院血常规检查:白细胞计数总数 8.2×10^9/L,中性粒细胞百分比 91%,血小板计数 83×10^9/L。予左氧氟沙星 400 mg 每日静滴,复方氨基比林退热。入院前 2 天胸片检查提示右下肺大片渗出影,尿潜血 3^+,尿蛋白 3^+,葡萄糖 3^+。予左氧氟沙星每日 600 mg 静滴 3 天,赖脯胰岛素(IL 优泌林)控制血糖。体温无下降,气促加重,现为进一步治疗予以入院。

病程中,无咽痛、流涕,无心悸,无腹胀腹痛、恶心呕吐、腹泻,无尿频、尿急、尿痛、排尿困难,无皮疹。

发病以来患者神清,精神萎靡,胃纳明显减退,二便如常,体重无明显改变。

既往史:高血压史,血压控制好;2 型糖尿病史 5 年,口服降糖药治疗中,平素不监测血糖;颈动脉粥样硬化(斑块形成),椎-基底动脉供血不足。

3. 体检

T 39.4℃, H 97 次/min, BP 121/55 mmHg, 指脉氧饱和度 85%(吸空气), 呼吸 30 次/min 神清, 轮椅推入病房, 急性面容, 大汗淋漓, 口唇无绀, 浅表淋巴结未及肿大。气管居中, 双侧胸廓对称, 右肩胛线第 7 肋下触觉语颤增强, 叩诊浊音, 且闻及管样呼吸音。心律齐、未闻及杂音, 腹软, 余腹部无压痛、反跳痛, 肝脾肋下未及, 双下肢压迹(-), 杵状指(-)。

4. 辅助检查

(1) 动脉血气分析(鼻导管吸氧 3 L/min): pH 7.49, PaO_2 8.06 kPa, $PaCO_2$ 3.87 kPa, 总血红蛋白 111.0 g/L, 标准碳酸氢根 23.9 mmol/L。

(2) 肝功能检查:(入院当天)前白蛋白 32 mg/L, 丙氨酸氨基转移酶(ALT)42 U/L, 门冬氨酸氨基转移酶(AST)63 U/L, 碱性磷酸酶 130 U/L, γ-谷氨酰转肽酶(γ-GT)65 U/L, 总胆红素 14.9 μmol/L, 直接胆红素 6.2 μmol/L, 白蛋白 25 g/L。

(入院 4 天后)丙氨酸氨基转移酶 52 U/L↑, 门冬氨酸氨基转移酶 95 U/L↑, 碱性磷酸酶 190 U/L↑, γ-谷氨酰转肽酶(γ-GT)150 U/L↑, 总胆红素 17.9 μmol/L, 直接胆红素 7.2 μmol/L↑。

(3) 肾功能检查: 正常。

(4) 血电解质分析: 正常。

(5) C 反应蛋白: 31.40 mg/dl。

(6) 降钙素原: 0.28 ng/ml。

(7) 体液免疫: 未见异常。

（8）肿瘤指标：癌胚抗原 7.17 ng/ml，神经元特异性烯醇化酶 18.84 ng/ml，细胞角蛋白 19 4.21 ng/ml。

（9）胸部增强 CT 扫描：左肺下叶团片灶；右肺上叶包裹性积液；右肺下叶实变；主动脉及冠脉多发钙化斑块形成；纵隔内多发淋巴结显示（－）（见图 8－1）。

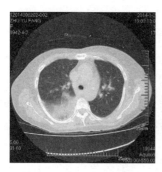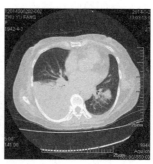

图 8－1　病例八胸部增强 CT 扫描表现

（10）体温正常 10 天后血清支原体、衣原体抗体：阴性。

【诊疗经过】

予鼻导管吸氧，莫西沙星抗感染，氨溴索（兰苏）及标准桃金娘油（吉诺）通化痰，复方甲氧那明（阿斯美）止咳，甘草酸二铵（天晴甘平）、谷胱甘肽保肝，奥美拉唑（奥克）护胃，甲羟孕酮改善胃纳，米雅调节肠道菌群，复方氨基酸（18AA）（乐凡命）营养支持。经内分泌科会诊阿卡波糖（拜糖平）及甘精胰岛素（来得时）控制血糖。入院第 2 天起体温呈下降趋势，4 天后体温恢复正常；咳嗽咳痰，气促明显好转，右下肺啰音从无到有，再逐渐消失；动脉血气分析恢复正常,肿瘤指标正常。胸部CT平扫提示左肺下叶团片灶和右肺下叶实变较前有吸收缩小;右肺上叶包裹性积液基本吸收(见图8-2)。停用莫西沙星改为左氧氟沙星(可乐必妥)后肝功能恢复正常。最后诊断:社区获得性肺炎,重症(右下肺),高血压,2型糖尿病、颈动脉硬化(斑块形成),椎-基底动脉供血不足,蛋白尿(尿潜血),肝功能异常,继发性血小板减少(感染相关可能),低蛋白血症。

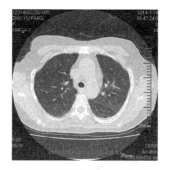

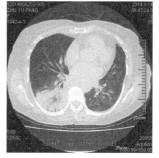

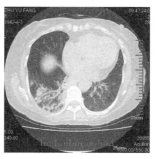

【讨论内容】

住院医师

患者老年女性,生活于普通社区,有高血压及糖尿病等基础疾病史,平素血糖控制情况不详。本次急性起病,表现为高热寒战、全身酸痛、乏力纳差等全身毒血症状,后出现咳嗽及气促等呼吸道症状。入院体检提示

图8-2 病例八胸部CT平扫左肺及右肺病变改善

右下肺实变体征,结合胸部影像学检查右肺下叶大片实变征象,左肺下叶渗出灶,给予抗感染为主的综合治疗后,症状、体征及各项辅助检查恢复正常。基本符合社区获得性

肺炎（community acquired pneumonia, CAP）的临床诊断标准，即：① 新出现或进展性肺部浸润性病变；② 发热 ≥ 38℃；③ 新出现的咳嗽，咯痰或原有呼吸道疾病症状加重，并出现脓性痰；伴或不伴胸痛；④ 肺实变体征和（或）湿啰音；⑤ 白细胞计数 > 10×10^9/L 或 < 4×10^9/L，伴或不伴核左移，以上① + ② - ⑤中任何一项，并除外肺结核、肺部肿瘤等多种肺部感染或非感染疾病。因此，本次入院的主要诊断是右下肺炎，社区获得性肺炎。

参照 CURB - 65 评分，即意识障碍、血清尿素氮 > 7 mmol/L、呼吸频率≥30 次/min、收缩压 < 90 mmHg 或舒张压≤60 mmHg、年龄≥65 岁，满足一项为 1 分，本患者 2 分，需住院观察。

参照 2006 年中华医学会呼吸病学分会颁布的《社区获得性肺炎诊断和治疗指南》，建议出现下列征象中 1 项或以上者可诊断为重症肺炎，需密切观察，积极救治，有条件时，建议收住 ICU 治疗：① 意识障碍；② 呼吸频率 ≥ 30 次/min；③ PaO_2 < 60 mmHg，PaO_2/FiO_2 < 300，需行机械通气治疗；④ 动脉收缩压 < 90 mmHg；⑤ 并发脓毒性休克；⑥ X 线胸片检查显示双侧或多肺叶受累，或入院 48 h 内病变扩大≥50%；⑦ 少尿：尿量 < 20 ml/h，或 < 80 ml/4 h，或并发急性肾衰竭需要透析治疗。本患者呼吸频率 ≥ 30 次/min，肺炎累及双侧肺叶，PaO_2/FiO_2 < 300，符合重症肺炎诊断。

本患者经 3 天左氧氟沙星治疗，体温无下降，症状加重，后续莫西沙星治疗后，体温逐渐恢复至正常，症状、体征改善。但病程中血糖控制不佳，出现肝功能异常。对于老年重症肺炎,应该如何合理治疗? 提请各位讨论。

主治医师

综合患者的症状、体征及肺部影像学变化,结合治疗药物及疗效,社区获得性肺炎(重症)诊断明确。该病例是一例典型的重症 CAP 病例,同时具有其特殊性,表现在:① 基础状况: 老年人,有慢性基础疾病,高血压,糖尿病,平素血糖控制情况不明;② 左氧氟沙星治疗 3 天,体温无下降,症状加重;③ 病程中血糖控制不理想;④ 治疗过程中出现肝功能异常。这例患者提请我们关注老年肺炎的治疗。

(1)老年肺炎的病原体复杂、多元: 混合感染多见是老年社区获得性肺炎(CAP)的特点,细菌是老年肺炎的主要病原体。老年 CAP 的最常见病原体与普通人群一致,为肺炎链球菌和流感嗜血杆菌;非典型病原体,如肺炎支原体、肺炎衣原体、嗜肺军团菌、病毒等引起的 CAP 约占 20%。需氧革兰阴性杆菌(如,肺炎克雷白杆菌、铜绿假单胞菌、阴沟肠杆菌、大肠埃希菌等)和金黄色葡萄球菌所占比例较少,而严重基础疾病的、治疗效果不佳的在老年患者中检出率较高。如结构性肺病(如支气管扩张)患者、铜绿假单胞菌感染机会多。军团菌肺炎更易发生在免疫力低下的人群中,多为重症肺炎。呼吸道病毒在老年 CAP,尤其是流行季节起重要作用,可以继发严重的细菌感染。厌氧菌是吸入性肺炎的重要致病菌,通常是多种厌氧菌与需氧革兰阴性菌混合感染。

本患者无严重的基础疾病及慢性呼吸道症状和结构性肺病,所以病原菌为肺炎链球菌、流感嗜血杆菌和非典型病原体可能大。

（2）重症肺炎的抗生素治疗：应该重拳出击，合理选择广谱抗生素，覆盖可能的病原菌。社区获得性重症肺炎，初始经验抗生素应该覆盖常见病原体，包括非典型病原体，所以《社区获得性肺炎诊断和治疗指南》推荐：① 静脉注射第2代头孢菌素单用或联用静脉注射大环内酯类；② 静脉注射呼吸喹诺酮类；③ 静脉注射 β-内酰胺类/β-内酰胺酶抑制剂（如阿莫西林/克拉维酸、氨苄西林/舒巴坦），单用或联用注射大环内酯类；④ 头孢噻肟、头孢曲松，单用或联用注射大环内酯类。

本患者初始选用左氧氟沙星。该药具有抗菌谱广、抗菌作用强的特点，对大多数肠杆菌科细菌及铜绿假单胞菌、流感嗜血杆菌、淋球菌等革兰阴性细菌有较强的抗菌活性，但对肺炎链球菌及非典型病原体作用较弱。莫西沙星，能很好地覆盖 CAP 的常见病原体，对肺炎链球菌，包括耐青霉素的肺炎链球菌及肺炎支原体、军团菌等非典型病原体具有强的抗菌活性，并覆盖厌氧菌、革兰阴性菌及抗酸菌。所以，本患者调整抗生素时选用莫西沙星是正确的，患者得以顺利康复。

（3）糖尿病和肺炎的关系：老年糖尿病患者免疫力下降，如发生感染则大部分需加用胰岛素治疗，以较快地控制血糖，防止感染病灶扩散；同时感染使得血糖难以控制，两者互相影响，加大了治疗难度。所以，对于重症肺炎患者，不论是否有糖尿病史，都应注意血糖水平，并予以相应的积极治疗。

（4）治疗中不良事件的观察、处理及原因判断：肺炎，特别是重症肺炎或老年肺炎的治疗过程中,需注意观察不良事件的发生、发展,并分析其产生的原因。因为肺炎是全身炎症反应,患者基础疾病的恶化,无论是合并症,还是药物相关的不良反应,都应予以积极的对症、对因治疗。本患者入院时病情严重,肝功能正常;随着体温恢复及呼吸道症状的缓解,出现肝功能异常,排除病毒性肝炎后,考虑为药物相关(莫西沙星)可能大。护肝治疗,并停用莫西沙星后,肝功能很快恢复正常。

主任医师

我同意以上2位医师的意见,从老年重症肺炎(社区获得性肺炎)而言,我想就以下几点做些补充。

(1)抗生素合理使用和病原菌判断:合理使用抗生素是感染性肺炎治疗的核心:① 首先初始经验性抗生素的选择,力求覆盖可能的病原菌,又避免过度使用广谱抗生素,所以病原菌判断非常重要。对于社区获得性肺炎,病原菌除了常见的肺炎链球菌、流感嗜血杆菌、卡他莫拉菌和非典型病原体外,医生应该根据患者的生活状态、接触史、基础疾病、特殊药物使用史及近3个月抗生素使用情况和本次发病的临床表现等,综合判断可能的病原菌。如酗酒的CAP者易感染的病原体是肺炎链球菌(包括耐药的肺炎链球菌)、厌氧菌、肠道革兰阴性杆菌、军团菌属等;长期居住养老院的易感染肺炎链球菌、肠道革兰阴性杆菌、流感嗜血杆菌、金黄色葡萄球菌、厌氧菌、肺炎衣原体等;近期有抗生素使用史的,易感染耐药肺炎链球菌、肠道革兰阴性杆菌、铜绿假单胞菌等;有脑梗死等吸入危险因素、口腔卫生差的人群,易发生厌氧菌及混合菌感染。本患者是需住院治疗的老年人,可能的病原菌包括肺炎链球菌、流感嗜血杆菌、混合感染(包括厌氧菌)、需氧革兰阴性杆菌、金黄色葡萄球菌、肺炎支原体、肺炎衣原体、呼吸道病毒等,经验性抗生素应覆盖以上病原菌。② 积极行病原学检查。对于需住院治疗或治疗效果差的 CAP 患者,尽可能在抗生素治疗前或调整抗生素前获得血、痰等细菌培养标本,再根据培养结果及治疗效果,调整抗生素。

(2)正确认识每个抗生素的特点:① 熟悉药物的优势抗菌谱及耐药趋势,根据可能的病原菌选择敏感药物;② 了解药代动力学特点,采取合理的给药方式,如喹诺酮类、氨基糖苷类是剂量依赖型抗生素,安全剂量下的大剂量给药,可提高疗效;β-内酰胺类抗生素为时间依赖型的,应依据半衰期分次给药并延长给药时间,如亚胺培南/西司他丁(泰能)0.5 g/6 h 给药,优于 1.0 g/12 h 给药;③ 了解药物的不良反应及药物相互作用,并进行必要的生化监测,如万古霉素的血谷浓度监测,氨基糖苷类治疗中的肾功能检测,氟康唑治疗中的肝功能检测等;如三唑类药是细胞色素 P450 酶系的抑制剂,联合使用会导致苯妥英、硝苯地平、特非那定、咪达唑仑、环孢素等血药浓度升高,增加毒性危险。

(3)如何判断抗生素的疗效:《社区获得性肺炎诊断和治疗指南》要求:初始治疗后 48～72 h 应对病情和诊断进行评价,有效治疗反应首先表现为体温下降,呼吸道症状亦可以有改善。白细胞计数恢复和 X 线病灶吸收一般出现较迟。凡症状改善,不一定考虑痰病原学检查结果如何,仍维持原有治疗。如果症状改善显著,胃肠外给药者可改用同类或抗菌谱相近或病原体明确并经药敏试验证明敏感的口服制剂口服给药，执行序贯治疗。对于初始治疗72 h后症状无改善或一度改善复又恶化的，要从以下几方面进行考虑：① 药物未覆盖致病菌或细菌耐药：应该结合实验室微生物检查结果并评价其意义，审慎调整抗菌药物，并重复病原学检查。② 特殊病原体感染如结核分枝杆菌、真菌、卡氏肺孢子虫、病毒或地方性感染性疾病：应重新对有关资料进行分析并进行相应检查，包括对常规细菌的进一步检测，必要时采用侵袭性检查技术，明确病原学诊断并调整治疗方案。③ 可能出现并发症（如脓胸、迁徙性病灶）或存在影响疗效的宿主因素（如免疫损害）：应进一步检查和确认，进行相应的处理。④ 非感染性疾病误诊为肺炎，最初诊断有误。本例患者，左氧氟沙星治疗1天，体温无下降，给予增加给药剂量处理。此调整虽操之过急，仍有一定道理，因为不恰当的给药剂量或给药方式会影响疗效，但对于老年患者，盲目增加给药物剂量是有风险的。再次调整抗生素时，并没有单纯的"升级"，而是选用同类、但抗菌谱能更好地覆盖可能病原体的药物，当然前提是对病原体的正确估判。

最后需要提出的问题是，这位患者的病原体是什么？是肺炎链球菌、流感嗜血杆菌或非典型病原体吗？前两个是苛生菌，临床极难获得痰培养阳性，呼吸道非典型病原体感染的依据是血清抗体滴度呈4倍或4倍以上增高。从影像学表现分析，右下肺大叶性肺炎样实变，提示肺炎链球菌肺炎或肺炎克雷白杆菌感染，也可为支原体肺炎表现；从Ⅰ型呼吸衰竭的病理生理角度分析，须考虑间质性肺炎，支持病毒性肺炎或非典型病原体肺炎。本例发病2周后血清抗体阴性,结合胸部CT扫描显示右下肺结构破坏,不支持肺炎链球或非典型病原体感染;是否为肺炎克雷白菌等导致的化脓性病变? 患者病程中白细胞计数不高,无黄痰,且肺实变吸收消散较快,不支持;是否可能为病毒感染为主的混合感染呢? 当然,这些都是推测,帮助我们更多、更深入地思考每一个病例。

【后记】

患者停莫西沙星,继续以左氧氟沙星抗感染,肺部病灶吸收好,肝功能恢复正常。

(程齐俭)

病例九　肺结核

【病史摘要】

1. 主诉

发热伴咳嗽、咳痰1周。

2. 病史

何某,男,45岁。患者于入院1周前劳累后出现发热,伴有咳嗽及少量白色黏液痰。体温多于午后升高,波动于38℃左右,同时伴有盗汗症状。至门诊查血常规提示白细胞总数、中性粒细胞比例等指标基本正常,摄胸片(见图9-1)提示双肺多发斑片状渗出阴影,边界模糊。拟诊社区获得性肺炎,予以头孢呋辛每次2.25 g,2次/d静脉滴注,以及止咳、祛痰等药物治疗5天,症状无明显改善,持续低热。患者自发病以来无胸痛、呼吸困难、咯血等症状,近1月来自觉乏力、纳差,无明显体重下降。

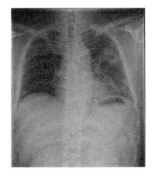

图9-1　病例九门诊正位胸片

患者职业为出租车司机,既往有长期吸烟史(10支/d×20年),育有1子,体健。否认家族遗传病史,否认近期结核患者接触史,否认近期生食史,否认冶游史及其他不良嗜好。1年前体检发现餐后血糖异常,平时不规则口服二甲双胍治疗,未做定期血糖监测。

3. 体检

T 38.2℃,H 92 次/min,R 26 次/min,BP 120/70 mmHg,神清,自主体位,口唇无发绀,全身皮肤黏膜无黄染,未见皮疹及色素改变,杵状指(-),呼吸稍急促,胸壁皮肤无异常,双侧呼吸运动对称,双肺听诊于前上胸壁以及肩胛间区可闻及湿啰音,心律齐,心脏各瓣膜区未闻及病理性杂音,腹软,无压痛,双下肢无水肿,腓肠肌压痛(-)。

4. 辅助检查

(1) 血常规:白细胞计数 7.6×10^9/L,中性粒细胞53%,淋巴细胞20%,单核细胞2%,血红蛋白135 g/L,血小板计数 150×10^9/L。

(2) 肝肾功能:基本正常。

(3) 血气分析:正常。

(4) 弥散性血管内凝血(DIC)全套:正常范围,血浆D-二聚体:0.16 mg/L。

(5) 红细胞沉降率:56 mm/h。

(6) 肿瘤标志物全套:基本正常。

(7) 糖化血红蛋白(AbA1c):7.6%。

(8) 空腹血糖:8.5 mmol/L。

(9) 口服葡萄糖耐量试验(OGTT)2 h 血糖:14.3 mmol/L。

(10) 尿常规检查:尿糖(+++),尿酮体(-)。

(11) 支原体抗体 IgM:阴性。

(12) 结核菌素纯蛋白衍生物(PPD)皮肤试验:(++),皮肤硬结直径 10 mm,表面无水泡、伪足、坏死等表现。

（13）结核感染 T 细胞试验(T‑SPOT)：阳性。

（14）肺功能：通气功能正常。

（15）心电图(EKG)检查：正常。

5. 细菌学检查

（1）痰细菌＋真菌培养：阴性。

（2）痰抗酸杆菌涂片检查×3 次均阴性。

（3）痰脱落细胞检查×3 次均阴性。

【诊疗经过】

患者入院后完善各项相关检查,同时予以阿奇霉素 1 次/d,每次 0.5 g 静脉滴注,合并头孢呋辛每次 2.25 g,2 次/d 静脉滴注,以及止咳、祛痰等对症药物治疗,每日体温波动于 37.5～38.5℃。生化检查提示 2 型糖尿病诊断成立,予以胰岛素控制血糖。有关细菌学痰检均阴性。PPD 皮试阳性(＋＋),T‑SPOT 阳性,同时胸部 CT 扫描提示双肺上叶及左肺的舌叶及下叶散在分布的斑片状渗出影伴多发结节病灶,形态不规则,密度不均匀,部分结节密度较高。临床考虑肺部多发渗出及结节阴影,性质以感染病灶的可能性较大,为明确病因进一步行纤维支气管镜检查。术中发现左侧及右侧支气管及各段、亚段支气管管腔通畅,未见新生物,左上叶及右上叶各段支气管黏膜轻度充血肿胀,开口处见白色分泌物,无溃疡及结节,考虑为气道炎症性病变,行保护性套管毛刷黏膜刷检及舌叶支气管肺泡灌洗。术后检查结果：刷检涂片脱落细胞学检查 3 次均阴性;左舌叶支气管肺泡灌洗液(BALF)涂片抗酸杆菌镜检 2 次阳性(＋);BALF 细菌＋真菌培养：阴性。患者初步诊断为：① 继发性肺结核(Ⅲ型);②2型糖尿病。诊断明确后予以2HRZE(H：异烟肼,R：利福平,Z：吡嗪酰胺,E：乙胺丁醇)四联抗结核化疗。治疗1周后患者体温逐步降至正常。

【讨论内容】

住院医师

该患者的病史要点为：① 中年男性,既往有长期吸烟史。② 亚急性起病,主要表现为发热、咳嗽、咳白色黏液痰。③ 阿奇霉素及二代头孢菌素抗感染治疗无效。④ 体检双肺听诊于前上胸壁以及肩胛间区可闻及湿啰音。⑤ 血常规基本正常,红细胞沉降率升高,PPD皮试阳性(+ +),T‑SPOT阳性。⑥ 空腹、餐后血糖及糖化血红蛋白均异常升高。⑦ 胸片检查(见图9‑2)示双肺多发斑片状渗出阴影,边界模糊;胸部CT扫描提示双肺上叶及左肺的舌叶及下叶散在分布的斑片状渗出影伴多发结节病灶。⑧ 纤维支气管镜检查发现左上叶及右上叶各段支气管黏膜轻度充血肿胀,开口处见白色分泌物,考虑为气道炎症性病变,左舌叶支气管肺泡灌洗液(BALF)涂片抗酸杆菌镜检2次阳性(+)。

初步诊断：① 继发性肺结核(Ⅲ型)左上、中下、右上,涂片检查(-),初治;② 根据2型糖尿病的诊断标准(AbA1c≥6.5%或空腹血糖(FPG)≥7.0 mmol/L或OGTT 2 h血糖≥11.1 mmol/L),该患者的2型糖尿病的诊断确立。

此患者需要鉴别的疾病包括：① 社区获得性肺炎(CAP)。患者有咳嗽、咳痰等呼吸道症状及肺部多发渗出性病灶,同时患者白细胞计数正常,非典型致病菌中的支原体肺炎要重点考虑。但患者支原体抗体及多次痰细菌培养

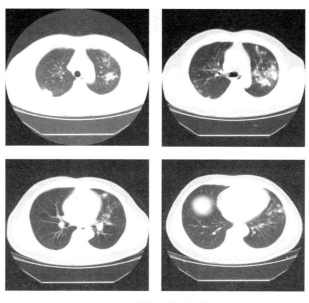

图 9 - 2 病例九入院后胸部 CT

等检查均阴性,并且大环内酯类及2代头孢菌素抗感染均无效,故要考虑到特殊致病菌或其他非感染性疾病的可能性,可行纤维支气管镜获得深部分泌物标本或必要时经皮肺穿刺活检取得组织病理学诊断依据。② 肺部真菌感染。常见的呼吸系统真菌感染包括念珠菌、隐球菌、曲霉菌等。患者常有长期慢性病史、长期广谱抗生素、激素、免疫抑制剂等药物使用史,影像学检查表现多样,如局灶性斑片状渗出、肺实变、结节灶、空洞性病变等,确诊需结合病原学培养、免疫学检查、组织病理等检查。本患者除了糖尿病以外无其他明确的危险因素,影像学检查表现有多部位、多形态、密度不一等特点更加倾向于肺结核,并且通过反复痰培养及支气管镜的病原学检查可基本排除真菌感染的可能。

根据患者的临床诊断,治疗分为两个方面:① 根据早期、联合、适量、规律和全程用药的化疗原则,抗结核化疗的初治方案定为:2HRZE/4HR(H:异烟肼,R:利福平,Z:吡嗪酰胺,E:乙胺丁醇)。强化期使用 HRZE 方案治疗 2 个月,巩固期使用 HR 方案治疗 4 个月。但对于病情严重且影响预后的合并症如糖尿病、长期皮质激素治疗等患者,应适当延长疗程。同时患者需低嘌呤饮食,控制血尿酸水平,并给予口服保肝药物,服药期间密切监测药物毒副作用(如过敏、全身性皮疹、肝损、周围神经炎、视神经炎等)。② 控制好血糖水平也是治疗肺结核的一个重要环节。根据本患者的病情,在抗结核治疗的强化期可予以胰岛素治疗。当肺结核病情好转进入巩固期后可考虑逐步转为口服降糖治疗,定时检测血糖水平,随时调整治疗方案。在抗结核治疗的同时,对所有治疗中的肺结核患者采取统一的有效管理措施,定期在各地区的结核病定点医院或结核病防治机构继续督导化疗,直至完成规定疗程。定期复查肝肾功能、痰抗酸杆菌涂片镜检、胸片等,以监测疗效,并做出相应的治疗方案调整。

主治医师

前面床位医师概括了该患者的病史并分析了诊断思路,我这里再做一些补充和总结。该患者的起病呈亚急性,表现为低热,同时伴有咳嗽、咳痰、咯血等呼吸道症状及盗汗等全身症状,胸片检查提示双肺多发渗出阴影,初步诊断为社区获得性肺炎,但初始抗生素治疗失败,在这种情况下需考虑以下几种可能性:① 抗生素使用的规范性及抗菌谱覆盖。② 特殊致病菌及某些条件致病菌,如结核及非结核分枝杆菌、真菌、肺孢子菌病等，同时注意患者的免疫功能受损状态。③ 以肺部渗出为表现的非感染性病变，如外源性过敏性肺泡炎、嗜酸性粒细胞性肺炎、肉芽肿性肺疾病、肺栓塞、肺部肿瘤等。本患者的血常规基本正常，胸片检查表现为双中上肺野及左下肺野的斑片状、云絮状渗出阴影，边界模糊，密度不均匀，周围可见结节状阴影。未见空洞、肺不张及胸腔积液表现。胸部 CT 扫描显示双肺上叶及左肺的舌叶及下叶散在分布的斑片状渗出影伴多发结节病灶，形态不规则，密度不均匀，部分结节密度较高。左肺病灶累及多叶，考虑为同侧支气管播散灶可能。这些影像学表现较符合继发型肺结核，好发于肺上叶尖后段、肺下叶背段，多形态、多密度、多叶分布的影像特点，需高度怀疑肺结核可能。同时患者确诊为 2 型糖尿病，也是肺结核病的危险因素之一。

根据患者的病史及辅助检查可将肺结核分为疑似病例、临床诊断病例及确诊病例。

（1）疑似病例。凡符合下列条件之一者为疑似病例：① 有肺结核可疑症状的 5 岁以下儿童，同时伴有与涂阳肺结核患者密切接触史或结核菌素试验强阳性；② 仅胸部影像学检查显示与活动性肺结核相符的病变。

（2）临床诊断病例。凡符合下列条件之一者为临床诊断病例：① 痰涂片 3 次阴性，胸部影像学检查显示与活动性肺结核相符的病变，且伴有咳嗽、咳痰、咯血等肺结核可疑症状；② 痰涂片 3 次阴性，胸部影像学检查显示与活动性肺结核相符的病变，且结核菌素试验强阳性；③ 痰涂片 3 次阴性，胸部影像学检查显示与活动性肺结核相符的病变，且抗结核抗体检查阳性；④ 痰涂片 3 次阴性，胸部影像学检查显示与活动性肺结核相符的病变,且肺外组织病理检查证实为结核病变;⑤ 痰涂片 3 次阴性的疑似肺结核病例,经诊断性治疗或随访观察可排除其他肺部疾病者。

(3）确诊病例:① 痰涂片阳性肺结核。凡符合下列 3 项之一者为痰涂片阳性肺结核病例: 2 份痰标本直接涂片抗酸杆菌镜检阳性;1 份痰标本直接涂片抗酸杆菌镜检阳性,加肺部影像学检查符合活动性肺结核影像学表现;1 份痰标本直接涂片抗酸杆菌镜检阳性,加 1 份痰标本结核分枝杆菌培养阳性。② 仅痰培养阳性肺结核。同时符合下列两项者为仅痰培养阳性肺结核: 痰涂片阴性;肺部影像学检查符合活动性肺结核影像学表现,加 1 份痰标本结核分枝杆菌培养阳性。③ 肺部病变标本病理学诊断为结核病变者。

该患者入院后的多次痰标本直接涂片抗酸杆菌镜检均阴性,最后通过纤维支气管镜检查获得病原体诊断。获得肺结核的病原体标本有以下方法: ① 痰标本;② 支气管肺泡灌洗和支气管冲洗液;③ 胃液,适用于小婴儿、儿童及感觉迟钝的患者;④ 血标本,适用于免疫缺陷的患者,尤其是艾滋病患者;⑤ 小便标本;⑥ 体液标本,如脑脊液、胸腔积液及关节积液等。其中痰抗酸杆菌直接涂片法作为常规检查方法,其操作简单、快速,在早期诊断分枝杆菌感染中占重要地位,但其敏感性受标本类型、离心速度、染色技术及工作人员读片经验等多种因素影响。纤维支气管镜对于不明病因的肺部感染性疾病的诊断具有重要意义,其创伤性相对较小,并且通过纤维支气管镜比较容易取得支气管深部分泌物以行细菌学检查,同时可进一步排除支气管结核及中央型肺癌的可能性。本患者通过纤维支气管镜检查基本明确了病原学诊断,并避免了创伤性相对较大的经皮肺穿刺活检检查。

对于该患者的治疗方面,除了强化期的标准四联抗结核化疗以外,积极控制血糖也是一个重要的环节。糖尿病与肺结核往往相互伴随、相互影响,只有同时积极治疗两种疾病才能尽快控制病情,防止复发。此外,虽然本患者存在低热、盗汗等结核全身毒性症状表现,但没有显著的变态反应症状,并且患者同时存在 2 型糖尿病,应尽可能避免使用糖皮质激素类药物。糖皮质激素具有免疫抑制作用,结核患者应谨慎使用糖皮质激素,严格掌握指征,常见的应用指征包括: ① 干酪性肺炎伴中毒症状严重时;② 结核性胸腹膜炎;③ 结核性脑膜炎等。最后,抗结核治疗随访过程中的疗效判断也很重要,应根据患者治疗前的具体诊断,综合临床症状、细菌学检查结果及影像学表现等指标进行判断。对于痰菌持续阳性者,在排除血糖控制不理想的因素后,应想到细菌耐药问题,可通过药敏试验,选用敏感的或未使用过的抗结核药物,调整抗结核化疗方案。对于肺结核痰菌阴转后复阳、化学治疗 3~4 个月痰菌仍持续阳性及复治患者应进行药物敏感性检测。对久治不愈的排菌者要警惕非结核分枝杆菌感染的可能性。

主任医师

前面两位医师对该病例做了全面的概括和深入的分析,我这里针对一些知识点和学科进展再做一些补充。

肺结核病系由结核分枝杆菌引起的一种慢性呼吸道传染病,目前仍是综合性医院呼吸科的常见疾病之一。临床上除少数患者可急性发病外,大多呈慢性病程,常有低热、乏力等全身症状和咳嗽、咯血等呼吸系统表现,在门诊常容易被漏诊或延误诊断。对于中老年合并有糖尿病的患者要警惕肺结核病的可能性。研究发现糖尿病患者并发结核病的风险是普通人群的 3~4 倍。糖尿病不但增加了结核病的发病风险,同时对结核病的临床表现与治疗预后,包括结核杆菌痰转阴率、耐药结核、复发结核、病死率等都产生了一定的影响。另一方面,结核病可加速隐性糖尿病发展为显性糖尿病,又是诱发、加重糖尿病发生酮症酸中毒等急性并发症的重要的、常见的原因之一。故两病常相互影响,互为因果,促进发病。有临床研究结果显示糖尿病合并肺结核患者往往起病急骤,以炎症表现为主,病情发展迅速,症状难以控制,出现发热、咯血的概率较单纯肺结核患者高。糖尿病合并肺结核患者的影像学表现可不典型,易出现下肺病变及空洞性病变,患者的排菌率明显高于单纯肺结核患者。X 线胸片可见病变在短期内大片渗出、浸润并易于干酪坏死、液化、易形成空洞及支气管播散。

糖尿病合并肺结核的治疗原则是两病兼治。首先要积极有效地治疗糖尿病,同时予以合理的抗结核病治疗。在糖尿病得不到有效控制的情况下,抗结核治疗往往难以奏效。对于中度以上糖尿病患者,要考虑胰岛素替代治疗,特别对于以下几种情况均应首先使用胰岛素治疗:① 肺内病变范围相加超过 2 个肋间,且有空洞;② 糖尿病合并肺结核与肺外结核;③ 糖尿病合并血行播散型肺结核;④ 儿童糖尿病合并肺结核。待血糖稳定、肺结核病情好转后,可逐步改用一般的降糖药。同时,对糖尿病患者抗结核化疗药物的选择、剂量和疗程也应做出相应调整。总之,对于结核病患者,尤其是中老年患者,在肺结核诊断过程中都应常规检查血糖。对于糖尿病患者,尤其是血糖波动较大控制不佳者,也应检查是否合并肺结核,以便及早发现两病的并存,早期诊断,合并治疗是提高疗效的关键。

目前,诊断结核病常用的免疫学检测方法分为两大类型:① 体液免疫检测(如血清结核抗体),由于其特异性和敏感性的局限,临床价值不高。② 细胞免疫学检测,包括体内试验如 PPD 皮试和体外试验包括 γ 干扰素释放分析试验(IGRA)和结核感染 T 细胞试验(T‐SPOT)等。由于 IGRA 和 T‐SPOT 检测不会受卡介苗接种及非结核分枝杆菌影响,在鉴别结核分枝杆菌感染和卡介苗接种影响及非结核分枝杆菌感染方面比 PPD 皮试更有意义。结核感染的免疫应答反应以细胞免疫为主,结核感染后体内长期存在抗原特异性的记忆性 T 细胞,T‐SPOT 检测是利用结核杆菌感染者外周血单核细胞中存在结核特异的效应 T 细胞受到结核杆菌特异抗原刺激后分泌 INF‐γ 的原理而设计的 T 细胞免疫斑点试验,不仅是外周静脉血,支气管肺泡灌洗液、痰液、胸积液、腹水也能用于 T‐SPOT 检测。T‐SPOT 对于诊断潜伏性结核病和活动性结核病具有较高的灵敏度和特异度,特别是临床上对于菌阴肺结核、肺外结核病的辅助诊断有重要价值。但 T‐SPOT 单独一项检查结果仍无法确诊活动性结核病,需综合病史、影像学、病原学、组织病理学等检查结果做出综合判断。

总之,随着老龄化社会的发展、多重耐药结核菌、合并糖尿病、艾滋病等免疫损害等患者的增多,使肺结核病的诊断和治疗日趋复杂。对肺结核病及时、准确的诊断和彻底治愈患者,不仅在于恢复患者健康,而且是消除传染源、控制结核病流行的最重要措施。肺结核病仍为目前一个重要的公共卫生问题,是我国重点防治疾病之一,需要呼吸科专业医师及其他有关医疗卫生机构医师取得共识,正确掌握诊断技术,合理使用化疗方案,提高肺结核病的诊断和处理水平。

【后记】

患者出院后 2 周至结核专科门诊随访,患者体温正常,胃纳可,盗汗症状有所减轻,咳嗽咳痰症状明显减轻、无咯血、视觉无异常。复查肝肾功能提示肝功能基本正常,肾功能提示尿酸轻度升高,予以口服碳酸氢钠促排尿酸,建议患者适当增加饮水量,并每月定期复查肝肾功能,之后复查尿酸水平接近正常范围。治疗 2 月后复查胸片提示双肺斑片渗出及结节阴影较前有明显吸收(见图 9-3)。复查痰直接涂片抗酸杆菌镜检 3 次及结核分枝杆菌培养 1 次均为阴性。同时,患者坚持胰岛素治疗获得较好血糖控制水平。按照第 2 阶段巩固期治疗方案将抗结核化疗药物减量为 INH 和 RFP 联用,继续每月随访复查直至 6 个月的标准疗程结束。

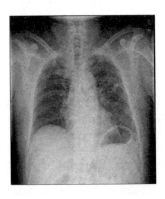

图9-3 治疗 2 月后复查胸片显示双肺渗出及结节阴影较前有明显吸收

(倪　磊)

病例十　非小细胞肺癌
——腺癌

【病史摘要】

1. 主诉

头晕头痛伴咳嗽咳痰 1 月。

2. 病史

唐某,男性,58 岁。患者入院 1 月前无明显诱因下出现头晕头痛,摇头及体位改变时明显,伴咳嗽、咳痰,咳嗽间断发作,无明显昼夜关系,与体位无关,咳少量白色泡沫样痰,无痰血,无发热、寒战、恶心、呕吐、腹痛、腹泻等症状,入院 3 天前神经内科急诊就诊,头颅 CT 扫描提示颅内占位伴水肿,给予脱水、降颅压治疗,患者头晕、头痛症状明显缓解,后胸部 CT 扫描提示左上肺团块,为进一步明确诊断收入我科。患者自发病以来,胃纳差、睡眠不佳、二便无殊,体重下降约 5 kg。

既往体健,吸烟史 40 年,每日 40 支,无嗜酒。

3. 体检

T 37℃,H 90 次/min,R 18 次/min,BP 145/70 mmHg,神清,精神可,对答切题,步入病房,全身皮肤未见黄染、瘀斑、瘀点,右锁骨上淋巴结肿大,蚕豆大小,活动度差,表面光滑,质韧,无压痛,余全身浅表淋巴结未触及肿大,颈软,气管居中,无颈静脉充盈,胸廓外形正常,两侧触觉语颤对称,两肺呼吸音对称正常,心律齐,心界无扩大,未闻及病理性杂音。腹软,无压痛、反跳痛,肝脾肋下未及,肠鸣音正常,双下肢未见水肿,四肢肌力正常,生理反射存在,病理反射未引出,脑膜刺激征阴性。

4. 辅助检查

(1) 血常规:白细胞计数 $9.05 \times 10^9/L$,中性粒细胞 69%,血红蛋白 143 g/L,血小板计数 $375 \times 10^9/L$。

(2) 肝肾功能检查:正常。

(3) 肿瘤指标:癌胚抗原(CEA):55 ng/ml,神经特异性烯醇化酶(NSE):9.5 U/ml,细胞角蛋白片段 211 (cyfra211):37 ng/ml。

(4) 痰找脱落细胞:阴性。

(5) 影像学检查:左颅内占位性病变(见图 10 - 1),左上肺团块(见图 10 - 2)。

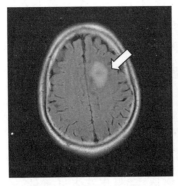

图 10 - 1　左颅内占位性病变

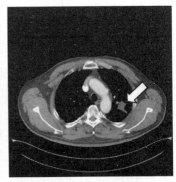

图 10 - 2　左上肺团块

(6) CT 定位下肺穿刺:左上肺低分化肺腺癌。

(7) 纤维支气管镜检查:气管及各级支气管管腔通畅,未见新生物。

【诊疗经过】 ....

患者入院后初步诊断为"肺恶性肿瘤伴脑转移",予以完善各项检查,CT 定位下肺穿刺明确肺内病灶性质为"肺低分化腺癌",全身评估检查提示除脑转移外,无肝、骨等其他脏器转移,故最终诊断为"左上肺腺癌 $T_{2a}N_3M_{1b}$(脑转移),Ⅳ期,功能状态评分(PS)1 分",给予维生素预处理后,以培美曲塞 + 卡铂静脉化疗,并同步行头颅放疗。

【讨论内容】 ....

住院医师

该患者为男性,年龄 >45 岁,吸烟 >400 年支,为肺癌好发人群。本次以肺外症状即肿瘤转移症状起病,呼吸道症状不典型,影像学检查明确肺内恶性肿瘤伴颅内转移可能,行纤维支气管镜及 CT 定位下肺穿刺后明确病理,结合其他全身检查,最终诊断为左上肺腺癌Ⅳ期。

肺癌按解剖学部位可分类为:① 中央型肺癌:发生在段支气管以上至主支气管,以鳞癌和小细胞癌较多见。② 周围型肺癌:发生在段支气管以下的肺癌称为周围型肺癌,以腺癌较为多见。按组织学分类可分为:小细胞肺癌(SCLC)和非小细胞肺癌(NSCLC),后者包括鳞癌、腺癌、鳞腺癌和大细胞癌。此患者肺内肿瘤位于左上肺,段支气管以下,影像学为典型的肺内团块样表现,且发病早期即出现肺外淋巴结转移及颅脑转移,符合肺腺癌的临床特点。

肺癌的 TNM 分期标准采用国际肺癌研究会(International Association for the Study of Lung Cancer, IASLC)2009 年第 7

版分期标准(IASLC 2009),如表 10 - 1 所示。

表 10 - 1 肺癌 TNM 分期(第 7 版)

分　　期	T	N	M
未确定癌	T_x	N_0	M_0
0 期	T_{is}	N_0	M_0
I$_A$ 期	$T_{1a,b}$	N_0	M_0
I$_B$ 期	T_{2a}	N_0	M_0
II$_A$ 期	T_{2b}	N_0	M_0
	$T_{1a,b}$	N_1	M_0
	T_{2a}	N_1	M_0
II$_B$ 期	T_{2b}	N_1	M_0
	T_3	N_0	M_0
III$_A$ 期	$T_{1a,b} T_{2a,b}$	N_2	M_0
	T_3	N_1, N_2	M_0
	T_4	N_0, N_1	M_0
III$_B$ 期	T_4	N_2	M_0
	任何 T	N_3	M_0
IV 期	任何 T	任何 N	M_{1a}, M_{1b}

　　T 代表肿瘤(其大小、在肺内的扩散和位置、扩散到邻近组织的程度);N 代表淋巴结扩散;M 表示转移(扩散到远处器官)。

　　T 分期:

　　T_X:未发现原发肿瘤,或者通过痰细胞学或支气管灌洗发现癌细胞,但影像学及支气管镜无法发现。

　　T_0:无原发肿瘤的证据。

　　T_{is}:原位癌。

　　T_1:肿瘤最大径≤3 cm,周围包绕肺组织及脏层胸膜,支气管镜见肿瘤侵及叶支气管,未侵及主支气管。

　　T_{1a}:肿瘤最大径≤2 cm。

　　T_{1b}:肿瘤最大径 >2 cm,≤3 cm。

T_2：肿瘤最大径 >3 cm，≤7 cm；侵及主支气管，但距隆突2 cm以外；侵及脏胸膜；有阻塞性肺炎或者部分肺不张，不包括全肺不张。符合以上任何一个条件即归为 T_2。

T_{2a}：肿瘤最大径 >3 cm，但 ≤5 cm。

T_{2b}：肿瘤最大径 >5 cm，但 ≤7 cm。

T_3：肿瘤最大径 >7 cm；直接侵犯以下任何一个器官，包括：胸壁（包含肺上沟瘤）、膈肌、膈神经、纵隔胸膜、心包；距隆突 <2 cm（不常见的表浅扩散型肿瘤，不论体积大小，侵犯限于支气管壁时，虽可能侵犯主支气管，仍为 T_1），但未侵及隆突；全肺肺不张肺炎；同一肺叶出现孤立性癌结节。符合以上任何一个条件即归为 T_3。

T_4：无论大小，侵及以下任何一个器官，包括：纵隔、心脏、大血管、隆突、喉返神经、主气管、食管、椎体；同侧不同肺叶内孤立癌结节。

N 分期：

N_X：区域淋巴结无法评估。

N_0：无区域淋巴结转移。

N_1：同侧支气管周围及（或）同侧肺门淋巴结及肺内淋巴结有转移，包括直接侵犯而累及的。

N_2：同侧纵隔内及（或）隆突下淋巴结转移。

N_3：对侧纵隔、对侧肺门、同侧或对侧前斜角肌及锁骨上淋巴结转移。

M 分期：

M_X：远处转移不能被判定。

M_0：没有远处转移。

M_1：远处转移。

M_{1a}：胸膜播散（恶性胸腔积液、心包积液或胸膜结节）及对侧肺叶出现癌结节。

M_{1b}：肺及胸膜外的远处转移。

a：任何大小的非常见的表浅播散的肿瘤，只要其浸润成分局限于支气管壁，即使临近主支气管，也定义为 T_1。

b：肿瘤大于 ≤5 cm 或者大小无法确定的 T_2 肿瘤定义为 T_{2a}，肿瘤 >5 cm 但 ≤7 cm 的 T_2 肿瘤定义为 T_{2b}。

c：大多数肺癌患者的胸腔积液（及心包积液）由肿瘤引起。但是有极少数患者的胸腔积液（心包积液）多次细胞学病理检查肿瘤细胞均呈阴性，且积液为非血性液，亦非渗出液。如综合考虑这些因素并结合临床确定积液与肿瘤无关时，积液将不作为分期依据，患者仍按 T_1、T_2、T_3 或 T_4 分期。

表10-2 为肺癌患者功能状态（performance status，PS）

评分标准。

表10-2 肺癌患者功能状态评分标准

1. Karnofsky 评分法(KPS,百分法)

100	正常,无症状及体征,无疾病证据
90	能正常活动,但有轻微症状及体征
80	勉强可进行正常活动,有某些症状或体征
70	生活可自理,但不能维持正常生活或工作
60	有时需人扶助,但大多数时间可自理,不能从事正常工作
50	需要一定的帮助和护理,以及给予药物治疗
40	生活不能自理,需特别照顾及治疗
30	生活严重不能自理,有住院指征,尚不到病重
20	病重,完全失去自理能力,需住院给予积极支持治疗
10	病危,濒临死亡
0	死亡

2. Zubrod-ECOG-WHO(ZPS)(5分法)

0	正常活动
1	症状轻,生活自理,能从事轻体力活动
2	能耐受肿瘤的症状,生活自理,但白天卧床时间≤50%
3	肿瘤的症状严重,白天卧床时间>50%,但还能起床站立,部分生活自理
4	病重,卧床不起
5	死亡

主治医师

患者肺癌诊断明确,手术切除是肺癌的主要治疗手段,也是目前临床治愈肺癌的唯一方法,但患者临床分期为Ⅳ期,失去手术机会,治疗方法主要以化疗、放疗为主。患者颅内转移病灶症状起病,全身化疗同时联合头颅放疗对缓解症状、改善病情有益。

非小细胞肺癌的化疗药物众多。例如,吉西他滨、长春瑞滨、多西他赛、培美曲塞、铂类药物等。一线化疗方案通常以铂类为基础,联合其他药物的两药方案。根据2013版《美国NCCN非小细胞肺癌诊疗指南》,对于肺腺癌,PS评分为1分者,化疗方案首选培美曲塞联合铂类,每21天或28天为一个疗程,每疗程用药1天,用药前后需口服激素及抗组胺药物预防过敏,并需补充维生素B_{12}和叶酸,每两个疗程行CT等影像学检查评估疗效。培美曲塞是一种抗叶酸制剂,通过破坏细胞内叶酸依赖性的正常代谢过程,抑制细胞复制,从而抑制肿瘤的生长。卡铂为铂类药物之一,属细胞周期非特异性药物,具有细胞毒性,可抑制癌细胞的DNA复制过程,并损伤其细胞膜上结构,有较强的广谱抗癌作用。肺癌化疗的不良反应主要有:① 骨髓抑制:表现为白细胞尤其是粒细胞减少,严重时血小板、红细胞、血红蛋白均可降低,同时患者还可有疲乏无力、抵抗力下降、易感染、发热、出血等表现。在每次肺癌化疗前后,都应该做血象检查,遵照医生的医嘱使用升高血细胞药物。② 胃肠毒性:表现为口干、食欲缺乏、恶心、呕吐,有时可出现口腔黏膜炎或溃疡。便秘、麻痹性肠梗阻、腹泻、胃肠出血及腹痛也可见到。③ 肝肾损伤:丙氨酸氨基转移酶(ALT)增高、胆红素上升,蛋白尿、少尿或无尿等。④ 脱发和皮肤反应。⑤ 神经毒性:周围神经炎,表现为指(趾)麻木、腱反射消失,感觉异常。⑥ 局部反应:静脉炎、局部组织坏死。

分子靶向药物治疗是近年来迅速发展的新兴肿瘤治疗

方式。与毒副作用很大的化疗相比，肺癌的分子靶向药物疗法最显著的优势就是能够瞄准肿瘤细胞上特有的靶点，准确打击肿瘤而又不伤害正常的细胞。根据药物的性质和作用靶点，在肺癌治疗中常用的靶向治疗主要有两类。一类以吉非替尼、厄罗替尼为代表的肿瘤表皮生长因子受体酪氨酸激酶抑制剂（EGFR－TKI）应用最为广泛。科学研究表明，表皮生长因子受体（EGFR）基因扩增突变的患者对该类药物敏感，东方人、女性、不吸烟、肺腺癌患者敏感率较高。临床统计表明，该类患者的用药缓解率为20%，对高选择人群的一线治疗有效率可达40%～90%，中位生存期可以延长5～15个月。进一步研究结果表明，只有当患者的EGFR基因发生突变，并且K－RAS基因没有发生突变的时候，EGFR－TKI才会收到很好的效果，否则疗效不明显。另一类为抗血管生成靶向治疗，贝伐珠单抗（bevacizumab）是在晚期NSCLC一线治疗中被证明具有生存优势的靶向药物。是针对血管内皮生长因子（VEGF）的单克隆抗体，能够阻断VEGF与VEGF受体的结合，抑制新的血管生成和已有血管结构的退化，使肿瘤血管正常化、增强化疗药物达到肿瘤组织的能力。对于初治晚期非鳞癌患者，无脑转移，无明显咯血，不需长期抗凝治疗者，可考虑含铂化疗方案与贝伐珠单抗联合应用。本病患者肺腺癌病理组织可行EGFR基因检测，明确有无突变及可否给予EGFR－TKI靶向药物治疗。由于患者存在脑转移，不建议使用抗血管生成靶向治疗。

主任医师

据许多较大的临床医疗中心统计，早期肺癌患者接受手术疗效显著,5 年生存率可达 70% ~80%,甚至更高。肺癌的早诊、早治目前依然是肺癌防治的关键策略。2011 年,北美肺癌筛查的研究结果发现了更多的早期患者并使肺癌患者病死率下降了 20%。20 世纪 70 ~ 80 年代有 4 项随机对照研究已经证实利用普通 X 线胸片及单独或连续的痰细胞学检查进行肺癌筛查并不能降低人群肺癌病死率。因此,不推荐连续性胸片检查及单独或连续的痰细胞学检查用于肺癌的早期筛查。低剂量螺旋 CT(low-radiationdose spiral CT,LDCT)扫描是目前被认为最有效的肺癌筛查技术。本例患者如能定期进行胸部 CT 扫描(如每年 1 次),或可及早发现肺癌病灶,而不会因脑转移症状就诊才发现肺癌。但目前并没有充分证据认为 LDCT 可降低人群肺癌病死率。由此,国内外专家已达成共识,建议在肺癌高发地区和肺癌高危人群中合理使用低剂量螺旋 CT 筛查,以早期诊断肺癌。而且,如超声支气管镜及胸腔镜等新兴微创诊疗技术可作为肺癌诊疗的方法,使肺癌患者 5 年生存率及长期生存获得显著改观。

肿瘤标志物是临床上应用非常普遍的肿瘤辅助诊断方法,但单纯的肿瘤标志物并不能帮助医生做出诊断决策,较小病灶患者的肿瘤标志物通常没有异常变化,任何一个标志物阳性,只能代表肺癌的可能性较大,仅供参考。但是研究肿瘤标志物十分必要,具有三方面作用:① 预测药物敏感性;② 监测治疗疗效,如患者术前发现某一标志物表达水平很高,如果术后再次升高可能提示病情复发;③ 预测患者预后。

准确的临床分期是决定治疗方案的重要前提。分期方法分为无创分期和有创分期。常用的无创分期技术包括胸部 CT、正电子发射计算机断层扫描（PET）或 PET/CT、头颅核磁共振成像（MRI）、上腹部超声或 CT 及全身骨显像发射型计算机断层摄影（ECT）等。对于临床已确诊或高度怀疑肺癌的患者，应常规行胸部及上腹部（包括肝脏和肾上腺）增强 CT 扫描、头颅 MRI 及全身骨显像检查，以除外远处转移。对于没有远处转移的肺癌，明确有无纵隔淋巴结转移是决定治疗的关键因素，肺癌纵隔淋巴结 N 分期的方法多种多样，使用 PET－CT 及（超声内镜引导下的经支气管针吸活检）EBUS－TNBA 分别是无创及微创最常用有效的方法，多项研究已证实可替代的是纵隔镜手术。

随着靶向肿瘤免疫反应的分子机制研究的深入，越来越多的免疫治疗手段进入肺癌临床研究，为晚期肺癌治疗的治疗提供新的手段。例如，程序性细胞死亡－1（programmed death－1，PD－1）/程序性细胞死亡配体－1（programmed death-ligand 1，PD－L1），已证实其通过抑制 T 细胞的活化增殖及细胞因子的产生来负调控免疫应答，参与免疫耐受及自身免疫性疾病、慢性感染、肿瘤等慢性疾病。已有数项Ⅰ~Ⅲ期临床研究进行中。

综上所述，在临床实践中，肺癌的多学科综合诊断与治疗是主旋律。在临床试验和转化性医学研究中，国际、国内多中心合作已成为主流。对肺癌的理解已经进入分子水平，基于分子靶点的肺癌分型由单基因检测向多基因或全基因组分析转变，针对特定靶点的个体化治疗是未来的治疗方向。

【后记】

自诊断明确后,患者在放射科头颅放射治疗、在呼吸科病房行规范化疗和随访。患者在培美曲塞联合卡铂化疗的第2疗程和第4疗程后分别行全身评估检查,疗效评估均为部分缓解(PR),且放化疗副反应较小,故完成6个疗程化疗后,以培美曲塞单药维持治疗。维持治疗11个疗程后(13个月),患者出现对侧肺转移,判定为病情进展(PD),根据当时肺穿刺病理组织基因检测EGFR21外显子突变阳性和KRAS突变阴性的结果,给予患者EFGR–TKI(厄洛替尼)口服治疗,并每2月随访疗效;患者病情稳定(SD)11个月。

(陈　巍)

病例十一　非小细胞肺癌
——鳞癌

【病史摘要】

1. 主诉

反复咳嗽、咯血 8 月余,加重伴气促 1 月。

2. 病史

舒某,男,64 岁,锅炉房工作人员,已退休。患者于 8 个月前无明显诱因下出现咳嗽,咳痰,痰中带血丝,无胸闷、胸痛,无发热、寒战,于当地医院行胸部 CT 扫描提示双侧肺大疱,予云南白药等中药治疗后,症状无明显好转。入院前 1 月患者自觉呼吸困难,胸闷加重,当地医院复查胸部 CT 扫描示两肺上叶多发肺大疱,肺功能示轻度限制性通气功能障碍,舒张试验阴性,遂行气管镜检查,发现右肺上叶开口新生物,支气管刷检涂片可见癌细胞,病理学检查示右肺上叶低分化鳞状细胞癌。病程中患者神清,精神可,纳眠尚可,二便无殊,体重无改变。吸烟 40 余年,每天 40 支,已戒烟 1 年。2006 年曾行阑尾切除术。

3. 体检

T 36.6℃,HR 68 次/min,R 20 次/min,BP 111/70 mmHg,神清,精神可,全身浅表淋巴结未触及肿大。全身皮肤黏膜未见明显黄染。颈软,气管居中,口唇无发绀,胸廓对称,双侧触觉语颤对称,双下肺叩诊浊音,双肺呼吸音低,未及干湿啰音。心率68次/min,心律齐,未闻及病理性杂音。腹软,无压痛,双下肢无水肿。

4. 辅助检查

(1) 血常规检查:白细胞计数 $5.52 \times 10^9/L$,中性粒细胞 55.5%,血红蛋白 136 g/L,血小板计数 $200 \times 10^9/L$。

(2) 生化检查:血糖 4.53 mmol/L,前白蛋白 266 mg/L,ALT 14 U/L,AST 17 U/L,AKP 73 U/L,γ - GT 30 U/L,TB 11.8 μmol/L,DB 1.3 μmol/L,总蛋白 61 g/L,白蛋白 32 g/L,血球蛋白比例 1.10,BUN 4.7 mmol/L,SCr 57 μmol/L,UA 361 μmol/L,K 3.40 mmol/L,Na 138 mmol/L,Cl 106 mmol/L,Ca 2.17 mmol/L,P 0.83 mmol/L。

(3) 弥散性血管内凝血(DIC)检查:APTT 26.0 s,PT 10.5 s,TT 20.80 s,Fg 2.3,血浆 D -二聚体 0.22 mg/L。

(4) 心电图检查:正常范围心电图。

(5) 肺功能检查:肺通气功能正常,总弥散量轻度下降,单位弥散量正常,支气管舒张试验阴性。

(6) 心超检查:轻度主动脉瓣关闭不全。

(7) 胸部 CT(平扫 + 增强):右肺上叶后段局限性慢性炎症,纵隔内多发淋巴结显示(见图 11-1)。

(8) B 超检查:肝内实质性肿块,考虑血管瘤可能,建议随访;左侧腋窝淋巴结显示。

(9) 头颅 MRI 扫描:双侧基底节区、侧脑室体旁及额枕顶叶多发腔隙性脑梗死,老年脑改变。

(10) 骨扫描:双侧第 1 肋胸关节退行性变,全身其余骨骼未见转移性病变。

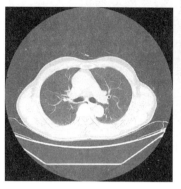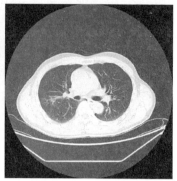

图 11 - 1　胸部 CT(平扫 + 增强)

【诊疗经过】

患者诊断为"肺恶性肿瘤"收入病房后,给予完善全身评估检查,未见全身转移性病灶。因病灶位于支气管管腔内,故予复查纤维支气管镜以明确目前病灶情况。检查发现右上叶支气管开口处见新生物,未累及右主支气管,肿块大小 2 ~ 3 cm,阻塞前、后段支气管开口,尖段管口仍可进入(见图 11 - 2)。术前综合评估考虑为肺恶性肿瘤(鳞癌 $T_2N_0M_0$ I$_B$ 期 PS 1 分),故转入胸外科行手术治疗,术后病理检查提示支气管口鳞状细胞癌 II 级,淋巴结未见癌转移。

【讨论内容】

住院医师

患者的病史要点为:① 老年男性,有长期吸烟史,吸烟40 余年,每天 40 支,锅炉房煤烟接触史。② 因无明显诱因

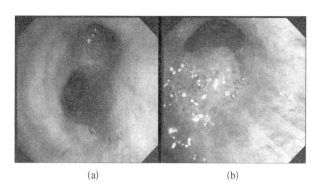

图11-2　纤维支气管镜检查
（a）右主支气管；（b）右上叶支气管

下出现咳嗽、痰中带血伴气促就诊,常规止血、抗感染等治疗效果不佳。③ 体检未发现明显阳性体征。④ 发病初胸部CT仅提示双上肺多发肺大疱,入院后复查胸部CT扫描发现右肺上叶后段局限性慢性炎症。⑤ 气管镜检查发现右肺上叶开口新生物,刷检涂片可见癌细胞,病理检查示右肺上叶低分化鳞状细胞癌。⑥ 全身评估检查未见转移性病变。患者为肺癌高危人群,因痰中带血就诊,需要考虑鉴别的主要疾病包括:① 慢性支气管炎,多有长期吸烟史和反复慢性咳嗽、咳痰史,常在冬季发作或加剧,也可因感染加重等原因合并出现小量咯血,多经抗感染治疗后随咳喘等症状好转而自行止血。体检可闻及弥漫性干啰音或散在湿啰音。该患者管腔内已发现新生物,故该诊断不支持。② 肺结核,除咯血外可伴结核中毒症状,如低热、盗汗、消瘦、乏力、食欲缺乏,肺尖可闻及湿啰音。X线胸片检查常能发现结核病灶部位,需同时考虑除外支气管内膜结核,痰涂片找抗酸杆菌、纤维支气镜等检查有助于明确诊断,必要且具备条件时可进行结核菌培养。③支气管扩张症,幼年时患麻疹、百日咳、支气管肺炎等,此后有长期咳嗽咳痰史,痰量较多,每天可达数百毫升,间断呈脓性痰,痰液静置后有分层现象(上层为泡沫、中层为浆液脓性、下层为坏死组织)。约10%的患者平时无病状,咯血为其唯一症状(干性支气管扩张),肺部可闻及局限性持续固定的湿啰音,可有杵状指(趾),胸部影像学检查可见两下肺纹理重、有卷发样或蜂窝样改变,该患者影像学结果不支持该诊断。

主治医师

结合该患者,主要谈两方面的问题:一方面是临床咯血患者诊断策略;另一方面是肺恶性肿瘤分期原则。

咯血系指喉以下呼吸道或肺组织出血,经口腔咳出。其病因繁多,可因支气管、肺部、心血管或全身性疾病(按解剖部位分)引起。按病因可分为:感染性疾病、肿瘤、支气管-肺和肺血管结构异常、血液病、免疫性疾病、肺损伤和物理因素等。如从发生频率高低来看,最常见的病因依次为:支气管扩张、肺结核、肺癌、肺脓肿等。此外,虽经详细检查,仍有20%的咯血者病因始终难以明确。询问病史时应详细了解:

(1)咯血发生的急缓,咯血量、性状,有无咳痰,是初次还是多次,咯血前有无喉痒等,并应注意与呕血相鉴别。小量咯血为24 h咯血量<100 ml;中量咯血为24 h咯血量100~500 ml;大量咯血为24 h咯血量>500 ml(或一次咯血量>100 ml)即为大咯血。一次性咯血量达1 500~2 000 ml者可发生失血性休克。有时咯血量的多少与病变严重程度并不完全一致,肺功能严重障碍或发生血块阻塞窒息时,即使少量咯血也可致命。

（2）伴随症状：有无发热、胸痛、咳嗽、胸闷、出汗、恐惧、呼吸困难、心悸等,以及与月经的关系等。

（3）体检中应观察咯血的量、性质和颜色;患者的一般状态,特别是血压、脉搏、呼吸和心率;意识,皮肤颜色,有无贫血、出血点、皮下结节和杵状指(趾),淋巴结大小;肺内呼吸音变化,有无啰音、心脏杂音、心律,肝脾大小,有无下肢水肿等。

（4）实验室检查及其他特殊检查包括：① 三大常规：血红蛋白、红细胞计数、红细胞积压及其动态变化,白细胞计数及分类,血小板计数,尿检中有无红、白细胞,大便有无潜血等。② 凝血功能：出血时间、凝血时间、凝血酶原时间、纤维蛋白原等。③ 痰液检查：痰找抗酸杆菌、肿瘤细胞、寄生虫卵、真菌等及痰细菌培养。④ X 线检查：胸部后前位及侧位摄影,必要时进行高分辨率计算机体层 X 线摄影(HRCT)检查。⑤ 纤维支气管镜检查：找到出血部位和明确病变性质或局部止血治疗。⑥ 支气管动脉造影：如怀疑支气管动脉出血(如支气管扩张等),为了明确出血部位和进行治疗,可考虑行此项检查。⑦ 肺动脉造影：怀疑肺动脉出血,如肺栓塞、肺动静脉瘘可考虑行此项检查。⑧ 其他：超声心动图检查、骨髓检查、免疫系统检查等。综合病史、体检、实验室检查和特殊检查结果,初步判断咯血来源部位,并明确咯血的病因。

该患者最终确诊为肺癌所致咯血,因患者在胸部影像学上无可测量病灶,所以支气管镜下可同时判定肿块大小及距隆突距离,明确肿瘤分期。最常用于描述非小细胞肺癌(NSCLC)生长和扩散的是 TNM 分期系统,目前仍采用国际肺癌研究协会(International Association for the Study of Lung Cancer, IASLC)2009 年第 7 版分期标准(IASLC2009)(见表 10－1)。2015 年,IASLC 拟定了肺癌 TNM 分期(第 8 版),预计 2017 年实行。T 代表肿瘤(其大小、在肺内的扩散和位置、扩散到邻近组织的程度);N 代表淋巴结扩散;M 表示转移(扩散到远处器官)。

该患者肿块位于右上叶支气管开口处,侵及叶支气管,但存在右肺上叶后段阻塞性炎症,故为 T_2。患者肺内、淋巴结及其他脏器未见转移性病灶,综合评估分期为 $T_2N_0M_0$,I_B 期,可给予手术切除病灶。

主任医师

该患者根据支气管镜检查病理已明确诊断为右肺鳞癌,主要症状表现为痰中带血。对于此类患者,年龄 > 40 岁,有大量吸烟史,尤其是出现痰中带血的患者,为肺癌高危患者。通常,中央型肺癌的早期表现虽然较明显,可出现咯血、气促等表现,但患者的临床表现非特异性,影像学检查早期不容易发现阳性病灶。因此,极其易漏诊而延误治疗。在以咯血的诊断思路进行明确诊断时,均应积极排除肺癌的可能。

目前,肺癌分为 4 期,I 期肺癌又分 I_A 期和 I_B 期,II期肺癌又分 II_A 期和 II_B 期,III期肺癌分 III_A 期和 III_B 期和IV期肺癌。这些分期不是单靠一次胸片检查或者胸部 CT 扫描就能确定的,一定要把肺癌的大小、侵犯的范围,有没有肺门淋巴结、纵隔淋巴结转移,有没有肺外的转移(最常见的转移部位是颅脑转移、骨转移和腹腔脏器转移,包括肾上腺、肝脏转移)。能够在手术治疗中受益的是Ⅰ、Ⅱ期和部分ⅢA期的肺癌患者,ⅢA期以后的肺癌患者单纯靠手术治疗很少获得长期生存。这些患者需要靠放疗、化疗或者放、化疗结合,或加上靶向治疗,可以让患者在延长中位生存期的同时,也有一个很好的生存质量。

外科手术治疗对于大多数肺癌患者是能够受益的。但是具体到每个患者能不能受益,关键在于选择手术的适应证是不是合适。所以,肺癌的手术治疗应该包括两个方面:第一,患者本身的疾病是不是适合手术;第二,患者本身的身体状况是不是能够耐受手术。该患者术前常规给予的心电图、肺功能及心超检查评估心肺功能,并且进行功能状态(performance status,PS)评分,该患者为 PS 1 分,提示可以耐受手术治疗。手术治疗主要包括:切除肺癌的原发病灶和进行胸腔内的淋巴结清扫。这两步相辅相成,都不能缺少的。只做了两组、一组淋巴结的清扫,这种手术也是不规范的。因此,规范的手术也是非常重要的。

除了外科手术以外,内科治疗和放射治疗同样占有非常重要的地位。内科治疗包括化学药物治疗和分子靶向治疗两个方面。研究证据证明,ⅠA期的肺癌患者做不做化疗,对生存的影响不是太大,而国内外肺癌治疗指南仅推荐具有高危因素的ⅠB期及ⅠB期以上的肺癌患者需考虑手术以后的辅助化疗。术后的辅助化疗可以改善患者的长期生存,一般进行 4 个周期左右可以了,过多的辅助化疗对延长患者的生存并没有帮助,这是经过大量病例的前瞻性临床研究的结果予以证明的。接受化疗的另外一个主要的患者群体,就是那些由于身体原因不能接受手术,或者是由于TNM 分期比较晚,手术无法切除的肺癌患者,化疗是这样的患者治疗的一线选择。该患者肺癌 TNM 分期为 I$_B$ 期,鳞癌病灶根治性切除术后不考虑辅助化疗。

肺癌方面还有非常重要的一块就是放射治疗,大约60% ~70% 的肺癌患者要接受放射治疗,根据病情决定放射治疗的时点。早期肺癌治疗过程中,可行手术的肺癌是以手术为主的治疗。但是有些高龄的早期肺癌患者,身体合并其他的疾病,比如糖尿病,或者心脑血管疾病,无法进行手术,因为耐受不了麻醉和开胸手术,这部分患者就要做放射治疗。最近几年由于放射治疗技术的进步,这部分患者放射治疗的效果在不断提高,有的甚至可以接近外科根治手术的治疗效果。

总之,早期肺癌的发现是非常值得关注的问题。临床上,对于咯血患者,因尽早完善气管镜检查,排除肺癌的可能。

【后记】

手术后一年半随访,目前该患者一般情况好,仍能从事正常的家务劳动。对于此类患者:① 年龄 >45 岁,大量吸烟史(吸烟指数 1 600 年支),职业暴露史(长期锅炉房工作接触煤烟),虽无肺癌家族史,仍为肺癌的高危人群;② 以咳嗽伴痰中带血为主要症状起病,经过对症治疗仍效果不佳。在以咯血的诊断思路进行明确诊断时,均应积极排除肺癌的可能。值得注意的是,该患者胸部 CT 扫描检查起初未提示异常,一月后复查出现右肺上叶后段局限性炎症改变,但仔细读片后仍可以发现,第一张胸部CT扫描片中,在右肺上叶开口处,管腔内可见稍高密度影(见图11-3,箭头所示),病灶小,易与气道内痰液等影像改变混淆。因此,虽然中央型肺癌的早期表现较明显,可出现咯血、气促等表现,但因临床表现、辅助检查等均非特异性,极易延误诊治。

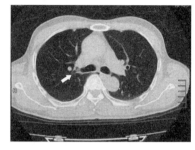

图11-3 患者起病第一张胸部CT(平扫)

(李　宁)

病例十二　肺炎旁胸腔积液

【病史摘要】

1. 主诉

发热咳嗽咳痰伴右侧胸痛1周。

2. 病史

杨某,男性,56岁,2月18日入院。患者于入院前1周,无诱因下出现咳嗽咳痰,痰为白痰,每天4~5口,无痰血,无腥臭味。1天后出现发热,体温最高39.6℃,无畏寒、寒战,多在午后体温升高,使用退热药后体温可降至37.4℃左右。有右侧胸痛,疼痛明显,刀割样,与呼吸相关,深呼吸时加重,屏气时减轻。右侧卧位时症状减轻。无明显呼吸困难、无恶心呕吐、无腹痛腹泻、无尿频、尿急、尿痛或血尿等。来我院急诊,查血常规白细胞计数17.7×10^9/L,中性粒细胞78.2%,胸部CT扫描提示右侧肺炎伴少量胸腔积液,予以静脉头孢呋辛2.25 g,2次/d抗感染。治疗4天后,每日体温最高39.5℃左右,咳嗽咳痰无加重,右侧胸痛稍缓解,自觉活动后呼吸困难,复查血常规白细胞计数15.7×10^9/L,中性粒细胞80.2%。胸部CT扫描显示右侧肺炎较前有吸收,但胸腔积液明显增多,部分包裹黏连伴胸膜增厚。不吸氧时,血气分析示:pH 7.47,PCO_2 4.31 kPa,PO_2 9.62 kPa,SO_2 96.0%。予以调整抗生素为亚胺培南/西司他丁(泰能)0.5 g每8小时1次 + 左氧氟沙星0.4 g每日1次静脉治疗。行胸腔穿刺,抽得40 ml血性浑浊液体。经治疗后患者体温高峰略有下降,最高为38.5℃。为进一步治疗收治入院。

自发病以来患者神清,精神差,胃纳差,夜眠不佳,二便无殊。否认糖尿病、心脏病、高血压病史。无龋病史。否认肝炎或结核等传染病。否认输血史,否认食物、药物过敏史。无烟酒不良嗜好。

3. 体检

T 38.2℃,P 101次/min,R 24次/min,BP 135/80 mmHg,神清,精神萎靡,发育正常,营养中等,卧床,无贫血貌,全身皮肤黏膜无黄染,无瘀点、瘀斑,浅表淋巴结未及肿大。颈软,气管居中,颈静脉无怒张。呼吸略急促,胸廓无畸形,双肺呼吸动度尚一致,右下肺触觉语颤减弱,左侧语颤无明显异常,未闻及胸膜摩擦感,右下肺叩诊浊音,左肺叩诊清音,右下肺呼吸音减弱,可闻及吸气末湿啰音,左肺呼吸音清。心率101次/min,律齐,未及病理性杂音。腹软,无压痛,无反跳痛,肝脾肋下未及,移动性浊音阴性,肠鸣音不亢。病理反射未引出。

4. 辅助检查

C反应蛋白(CRP):112.0 mg/L(2月12日),ESR 23 mm/h(2月12日)。

脑钠肽前体(Pro - BNP):227 pg/ml(2月12日),214 pg/ml(2月16日)。

凝血酶原消耗试验(PCT):3.47 ng/ml(2月12日)。

血肿瘤指标(2月12日):癌胚抗原(CEA)0.95 ng/ml,甲胎蛋白(AFP)1.93 ng/ml,神经元特异性烯醇化酶(NSE)

10. 21 ng/ml,糖抗原 125(CA125)12. 40 U/ml,糖抗原 19 - 9 (CA19 - 9)1. 70 U/ml。

痰涂片找抗酸杆菌 3 次(2 月 12 日):阴性。

痰细菌培养(2 月 12 日,2 月 15 日):草绿色链球菌 + 干燥耐瑟菌,真菌阴性。

胸腔积液涂片找脱落细胞(2 月 16 日):阴性。

胸腔积液涂片找抗酸杆菌(2 月 16 日):阴性。

血 常 规

项目 日期	白细胞计数 (×10^9/L)	中性比 (%)	红细胞计数 (×10^{12}/L)	血红蛋白 (g/L)	血小板计数 (×10^9/L)
2014 - 02 - 12	17. 7	78. 2	4. 40	148	396
2014 - 02 - 16	15. 7	80. 2	4. 32	146	387

肝 肾 功 能

项目 \ 日期	2014 - 02 - 12	2012 - 02 - 16
丙氨酸氨基转移酶(U/L)	22	26
门冬氨酸氨基转移酶(U/L)	19	20
碱性磷酸酶(U/L)	76	86
总胆红素(μmol/L)	10. 6	9. 4
直接胆红素(μmol/L)	3. 1	2. 1
总蛋白(g/L)	64	62
白蛋白(g/L)	33	30
尿素(mmol/L)	6. 3	6. 2
肌酐(μmol/L)	51	42

血气分析(2月16日)：pH 7.47, PCO$_2$ 4.31 kPa, PO$_2$ 9.62 kPa, SO$_2$ 96.0%, AB 22.7 mmol/L, SB 24.2 mmol/L, BE - 0.2 mmol/L, BB 47.8 mmol/L, 不吸氧时。

弥散性血管内凝血(DIC)检查(2月16日)：激活部分凝血活酶时间(APTT)40.8 s, 凝血酶原时间(PT)11.3 s, 凝血时间(TT)18.00 s, D - D二聚体(D - D)3.32 mg/L, 纤维蛋白原(Fg)4.5 g/L。

胸腔积液检查

项目 \ 日期	2月16日
颜色	血色
浑浊度	浑浊
凝块	无
李凡他试验	阳性
多形核细胞分类(%)	92
单核细胞分类(%)	8
嗜酸细胞分类(%)	—
上皮细胞分类(%)	—
总蛋白(g/L)	38
乳酸脱氢酶(LDH)(U/L)	2 115
腺苷脱氨酶(ADA)(U/L)	110

胸腔积液B超检查(2月16日)：右侧胸腔内第8肋至肺底可见无回声区，最大深度38 mm，可见肺叶漂浮。

胸部CT扫描表现如图12-1所示。

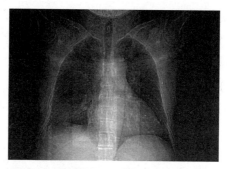

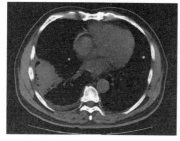
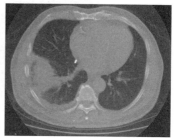

图 12-1　病例十二胸部 CT 扫描表现

【讨论内容】

住院医师

总结病史：患者为中老年男性，无明显慢性基础疾病，本次急性起病，以发热、咳嗽、咳痰、胸痛为主要症状，血白细胞计数明显升高，凝血酶原消耗试验（PCT）＞1 ng/ml，CT扫描提示右肺下叶外基底段实变影，可见支气管充气征，少量胸腔积液。结合社区获得性肺炎诊断标准：① 新出现的呼吸道症状；② 发热；③ 体格检查；④ 血象变化；⑤ 影像学变化；⑥ 排除标准，社区获得性肺炎（CAP）诊断明确，同时该患者并未出现循环或呼吸衰竭表现，故临床诊断为"社区

获得性肺炎(非重症)"。进行严重程度分级,PORT评分 <
70 分,可考虑门急诊治疗。对于这一类患者经验性抗感染
治疗可选择:① 第 2 代头孢菌素单用或联合大环内酯类。
② 头孢噻肟或头孢曲松单用,或取大环内酯类。③ 新喹诺
酮类或新大环内酯类。④ 青霉素或第 1 代头孢菌素,联合
喹诺酮类或氨基糖苷类。起始治疗使用第 2 代头孢菌素符
合《指南》用药。治疗 72 h 后,患者症状改善不明显,应考虑
"无反应性肺炎",可能的原因是:① 药物未覆盖致病菌或
细菌耐药。② 特殊病原体感染。③ 可能出现并发症(如脓
胸、迁徙性病灶)或存在影响疗效的宿主因素(如免疫损
害)。④ 非感染性疾病误诊为肺炎。复查 CT 平扫示肺内
病灶有吸收,但胸腔积液明显增加,考虑出现并发症——肺
炎旁胸腔积液,这是导致患者治疗效果不良的主要原因。
进一步的治疗,请示上级医生。

主治医师

同意住院医生意见。当患者出现下列 1 项或多项症状
时应怀疑存在肺炎旁胸腔积液(PE),又称为类肺炎性胸腔
积液:① 胸膜性疼痛;② X 线胸片检查出现进行性加重的、
依重力分布且基于胸膜而没有支气管影征的表现,伴膈肌
模糊;③ 合理抗生素应用 72 h 无效。根据上述标准,患者
在初次 CT 平扫时即要考虑肺炎合并肺炎旁胸腔积液
(PE)。根据胸腔积液的多少以及胸腔积液生化指标,将 PE
分为 3 类:单纯性、复杂性和脓胸。单纯性 PE 为胸腔积液
厚度 < 10 mm 或积液厚度 > 10 mm,胸腔积液葡萄糖 >
2.24 mmol/L,pH > 7.20,胸腔积液革兰染色或培养阴性。

复杂性PE为胸腔积液乳酸脱氢酶(LDH) >1 000 U/L、pH <
7. 20、葡萄糖水平 <2. 24 mmol、胸腔积液革兰染色或培养可
阳性。当胸腔积液 pH < 7. 00 或细菌检查阳性时有放置引
流管的指征。脓胸为积液完全呈脓性,可出现分隔,细菌革
兰染色或培养阳性率高。结合本例患者,发病早期,胸腔积
液量少,单纯性 PE 可能大,这时的治疗以抗生素治疗为主,
可根据社区获得性肺炎(CAP)的治疗经验选择抗生素,如 β
内酰胺类/酶抑制剂联合呼吸性喹诺酮类或大环内酯类抗
生素。当治疗 72 h 后患者胸腔积液症状加重,行胸腔穿刺,
抽取血性混浊液体,细胞分类以中性粒细胞为主、乳酸脱氢
酶(LDH) > 1 000 U/L 时,应考虑胸腔积液转变为复杂性
PE。仅抗生素升级治疗已不充足,应给予胸腔置管引流。
有效地引流胸腔积液和合理的抗生素治疗是治疗复杂性 PE
的原则。因此,目前应尽早给予该患者胸腔置管引流,排清
积液,减轻感染中毒症状。

主任医师一

同意以上两位医生的意见。我国每年约有 250 万例肺炎
发生,大约 40% 的细菌性肺炎可并发不同程度的胸腔积液。
并发胸腔积液的肺炎病情较重,住院时间延长。复杂性 PE 或
脓胸可影响病程和肺功能,增加患者的病死率,值得临床重
视。PE 以金黄色葡萄球菌(35%)和肺炎链球菌(35%)多见,
阴性菌以大肠埃希菌(30%)、假单胞菌(25%)和克雷白菌属
(21%)最多见。厌氧菌感染引起的胸腔积液也不少见,可与
其他细菌同时感染。PE 早期,炎症反应导致肺、胸膜毛细血
管上皮损伤、毛细血管通透性增加,产生胸腔积液,多发生在

肺炎后48～72 h,积液为无菌性。如治疗不及时,上皮损伤加重,局部渗出增加,可形成较大量胸腔积液。细菌侵入胸腔,形成复杂性PE。晚期,渗出的纤维蛋白沉积于病变区形成纤维膜,造成胸膜腔分隔。当纤维母细胞长入其中,形成无弹性的胸膜板可损伤呼吸功能。早期诊断和正确分期对PE治疗意义重大,具体标准不再赘述。不同时期的PE治疗有差别。以本患者为例,早期以抗生素治疗为主。痰和胸腔积液的病原学检查可指导抗生素的运用。如多次培养均为阴性,可根据CAP或医院获得性肺炎(HAP)予以经验性用药,同时应考虑覆盖厌氧菌,以β内酰胺类/酶抑制剂为首选,可联合大环内酯类或第3代奎诺酮类治疗。由于氨基糖苷类胸膜透过率低,且酸性环境下抗菌作用减弱,故较少选择。抗生素治疗时间应根据临床而定,单纯性PE可根据肺炎的病因治疗,无须增加剂量或延长治疗时间;复杂性PE或脓胸时,患者需接受数周的抗生素治疗。治疗复杂性PE,除了合理的抗菌药物使用,胸腔积液引流也是必需的。它的意义在于快速清除积液,复张肺组织。可采用反复穿刺抽液和放置胸腔引流管。当积液为脓性、细菌培养阳性时,宜选用较粗的胸引管以防止管腔阻塞,如发生多发性包裹或多房分隔时,应加用纤维蛋白溶解剂和胸腔冲洗。近来大量报道的研究中证实了胸腔镜在排空感染胸膜腔中的疗效,对于多房性高危肺炎周围胸腔积液和脓胸的患者,可将电视辅助胸腔镜检查(VATS)作为主要治疗手段。

主任医师二

关于患者目前治疗,因细菌培养均阴性,且患者全身中毒症状仍较明显,可继续使用目前使用的抗生素:亚胺培南/西司他丁钠 + 左氧氟沙星,它们基本覆盖 CAP 常见的致病菌,并且对厌氧菌也有作用。应尽早引流胸腔积液,目前临床选用的方法有反复胸腔穿刺或进行中心静脉留置胸腔积液引流术。后者操作简便、安全,引流效果好,患者易接受,并发症少,适用于高龄、体弱、危重患者。大多数游离胸腔积液可在 1 周内排净,可明显改善感染中毒症状和呼吸困难症状。该患者目前胸腔积液为血性混浊液,可尝试 B 超定位下放置较细的胸腔引流管,如操作失败可考虑在 CT 定位下放置。穿刺后需每天观察胸腔积液性状及引流量。如胸腔积液引流不畅,导管内絮状物较多,可使用尿激酶等促纤维蛋白溶解,适当的生理盐水冲洗也可加快积液的清除。定期复查胸腔积液 B 超或胸部 CT 平扫有助于了解胸腔积液情况。如治疗有效,适当延长抗生素疗程,并将抗生素降阶梯为广谱青霉素类/酶抑制剂。如果治疗效果不佳,可请胸外科协助诊治,如胸腔镜治疗(VATS)等。

通过对该病例的学习分析,使我们对 PE 有了更深的认识。在肺炎治疗过程中出现胸痛或胸腔积液,应考虑到 PE。CT、B 超和胸腔穿刺胸腔积液生化检查是诊断 PE 的有效手段。根据胸腔积液性状、细菌培养和乳酸脱氢酶(LDH)等指标检查,对 PE 进行分期,并根据分期给予恰当的治疗。在治疗过程中,应对病情定期进行评估,判定疗效,及时调整治疗方案。

【后记】

继续使用亚胺培南/西司他丁钠 + 左氧氟沙星抗感染,

于B超定位下行胸腔引流管放置术,引流血性混浊胸腔积液共200 ml。治疗后患者胸闷、胸痛症状明显缓解,体温基本正常。期间予以生理盐水冲洗,1周后复查B超检查示胸腔积液基本吸收,拔除胸引管,抗生素改为阿莫西林/克拉维酸,患者症状平稳无反复,继续治疗观察中。

(陈　虹)

病例十三　恶性胸腔积液

【病史摘要】

1. 主诉

咳嗽胸闷3月余,加重1周。

2. 病史

蔡某,女,60岁,2014年1月8日入院。患者于3个月前无诱因下出现咳嗽,咳黄脓痰,伴左侧后背部隐痛。疼痛呈间歇性,深吸气时无明显加重。平静时无呼吸困难,活动时有轻度胸闷气促。无盗汗、消瘦、咯血、发热或潮热等症状。外院胸部CT扫描提示左下肺团块影,左上肺小结节影伴左侧胸腔积液和少量心包积液。于2013年10月收治入院,期间行左侧胸腔闭式引流术,共引流胸腔积液800 ml,淡血性,胸腔积液肿瘤指标升高,但未找到脱落细胞或抗酸杆菌。10月26日在CT定位下行左下肺团块穿刺,病理检查提示为轻度炎症。患者痰培养为肺炎克雷白菌(2次)。因患者原有子宫内膜癌病史,遂行妇科和消化系统B超等检查,未发现肿瘤迹象。同时,因患者有咳嗽咳痰症状,行痰培养为肺炎克雷白菌。根据细菌药敏予以抗感染,1周后患者呼吸道症状明显改善。患者不考虑进一步检查,要求出院继续随访。本次入院前1周,再次出现胸闷气促,以活动后明显。患者遂来我院就诊,门诊拟诊"左侧胸腔积液,性质待查"再次收治。

自发病以来患者神清,一般情况可,胃纳可,二便无殊,体重无明显变化。患者于6年前在南通肿瘤医院行"子宫肌瘤切除术+子宫内膜癌根治术",术后病理检查为子宫内膜原位癌。术后定期随访,未见肿瘤复发。否认结核病史,否认高血压、糖尿病病史。否认输血史,否认食物、药物过敏史。无烟酒不良嗜好。

3. 体检

T 36.8℃,P 74 次/min,R 18 次/min,BP 126/78 mmHg。神清,精神可,发育正常,营养中等,自主体位,无贫血貌,全身皮肤黏膜无黄染,无瘀点、瘀斑,浅表淋巴结未及肿大。颈软,气管居中,颈静脉无怒张,呼吸平稳,胸廓无畸形,双肺呼吸动度尚一致,左下肺触觉语颤减弱,右侧语颤无明显异常,未闻及胸膜摩擦感,左下肺叩诊浊音,右肺叩诊清音,左下肺呼吸音减弱,右肺呼吸音清,双肺未及明显干湿啰音。心率74 次/min,律齐,未闻及病理性杂音。下腹部可见一长约10 cm的手术瘢痕,腹软,无压痛,肝脾肋下未触及,移动性浊音阴性,肠鸣音不亢进。双下肢不肿,病理征未引出。

4. 辅助检查

血 常 规

日期 项目	白细胞计数 (×10⁹/L)	中性比 (%)	红细胞 (×10¹²/L)	血红蛋白 (g/L)	血小板计数 (×10⁹/L)
2013 − 10 − 23	5.20	63.5	4.29	128	205
2014 − 01 − 09	6.71	60.1	4.30	123	221

肝 肾 功 能

项目 \ 日期	2013 - 10 - 10	2014 - 01 - 09
前白蛋白(mg/L)	100	186
丙氨酸氨基转移酶(U/L)	10	15
门冬氨酸氨基转移酶(U/L)	14	17
碱性磷酸酶(U/L)	73	93
总胆红素(μmol/L)	10.6	8.4
直接胆红素(μmol/L)	2.9	1.9
总蛋白(g/L)	59	62
白蛋白(g/L)	35	36
尿素(mmol/L)	3.9	3.6
肌酐(μmol/L)	46	53

C 反应蛋白(CRP):0.32 mg/dl(10 月 23 日)、0.39(1 月 9 日)。

Pro - BNP:60 pg/ml。

PCT: <0.05 ng/ml(10 月 23 日)。

T - SPOT 为阴性,ESR 12 mm/h(10 月 25 日)。

血肿瘤指标(10 月 23 日):CEA 5.25 ng/ml,AFP 1.82 ng/ml,NSE 12.42 ng/ml,CA211 0.50 ng/ml,CA125 109.90 U/ml,CA19 - 9 867.80 U/ml。

痰涂片找抗酸杆菌(10 月 23 日,10 月 24 日,10 月 25 日):阴性。

痰涂片找脱落细胞(10 月 23 日,10 月 24 日,10 月 25 日):阴性。

痰细菌培养(10 月 23 日,10 月 25 日):肺炎克雷白菌。

妇科 B 超检查(10 月 25 日):未见异常。

盆腔 CT 增强扫描(10 月 27 日,1 月 11 日):子宫术后改变,余未见异常。

上腹部 CT 增强扫描(1 月 11 日):未见异常。

肺穿刺细胞学检查(10 月 25 日):找到少量异性细胞。

肺穿刺病理检查(10 月 25 日):轻度炎症改变。

胸腔积液检查

项目 \ 日期	10 月 24 日	1 月 10 日
颜色	淡血性	淡血性
浑浊度	微混	微混
凝块	无	无
李凡他试验	阳性	阳性
多形核细胞分类(%)	30	24
单核细胞分类(%)	64	69
嗜酸细胞分类(%)	2	3
上皮细胞分类(%)	4	4
总蛋白(g/L)	42	54
LDH(U/L)	81	102
ADA(U/L)	9	11
CEA(ng/ml)	321.24	342.31
CA125(U/ml)	458.21	576.50
CA199(U/ml)	19 800	20 680
脱落细胞	阴性	少量异性细胞

胸部 CT 扫描如图 13-1~图 13-2 所示。

【讨论内容】

住院医师

总结病史:患者为 60 岁老年女性,因左侧胸腔积液入

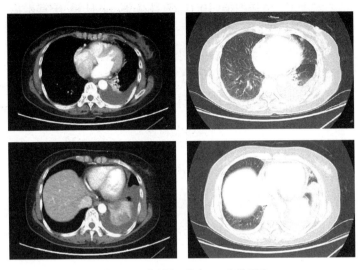

图 13 - 1　病例十三胸部 CT 扫描所示

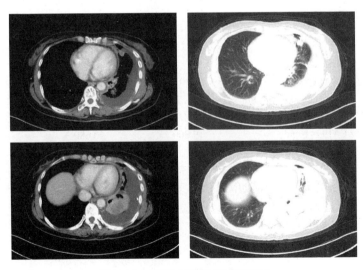

图 13 - 2　病例十三胸部 CT 扫描所示

院。患者曾因子宫内膜癌行子宫切除术,之后随访中未发现肿瘤复发。患者有轻度咳嗽咳痰,左侧胸部隐痛和活动后呼吸困难等表现,但无明显发热、盗汗、潮红等症状。无明显肝脏、肾脏和心脏疾病史。第1次入院时胸部CT扫描示左下肺密度不均团块影,左侧胸膜下小结节影和左侧胸腔积液。胸腔积液检查提示胸腔积液为淡血性渗出液(胸腔积液总蛋白 > 30 g/L,胸腔积液/血清总蛋白 > 0.5),有核细胞以淋巴细胞为主,多项肿瘤指标明显升高,ADA阴性,脱落细胞检查为阴性。CT定位下左下肺团块穿刺,穿刺物涂片找到异型细胞,但病理检查提示为炎症改变。患者血常规正常,T-SPOT阴性,ESR和PCT正常。痰找抗酸杆菌×3次和脱落细胞×3次为阴性。痰细菌培养为肺炎克雷白菌。盆腔和腹腔影像学检查未提示明显异常。通过上述检查结果未能判定患者病因,但临床高度怀疑恶性胸腔积液可能大,建议进一步检查,患者因顾虑而决定出院观察随访。后患者因再次出现胸闷的症状而第2次入院,B超检查提示左侧中等量积液。再次行胸腔积液检查,仍为淡血性渗出液,肿瘤指标明显升高,胸腔积液脱落细胞检查找到异型细胞,倾向腺癌。胸部CT扫描提示左下肺团块影,左侧胸膜下结节影伴左侧胸腔积液。腹部和盆腔CT扫描未见异常。根据两次检查结果,可以得出以下结论:左侧恶性胸腔积液,左肺癌可能大。

主治医师

同意住院医生的意见。首先,判断胸腔积液的性质。根据Light标准,即符合以下一个或一个以上标准的为渗出液:

胸腔积液蛋白和血清蛋白比值 >0.5；胸腔积液和血清乳酸脱氢酶(LDH)比值 >0.6；胸腔积液 LDH > 正常血清上限的2/3，患者的胸腔积液符合渗出液。第 2 步，判断渗出液的成因。临床渗出液多见于以下原因：感染性疾病如肺炎旁胸腔积液或化脓性胸膜炎、结核性胸膜炎及寄生虫感染引起的变态反应；恶性胸腔积液如肺癌或肺外肿瘤的胸膜转移、淋巴瘤及胸膜间皮瘤等；结缔组织/血管炎相关性胸腔积液等。根据该患者的胸腔积液特点：胸腔积液为淡血性，胸腔积液细胞以淋巴细胞为主，胸腔积液肿瘤指标 CEA、CA125、CA19 - 9 显著升高且胸腔积液/血清 CEA >4.3，第 2 次胸腔积液检查中找到异型细胞，倾向腺癌等，考虑为恶性胸腔积液可能大。第 3 步，明确恶性肿瘤的来源。结合病史和影像学资料，原发性肺癌或妇科肿瘤复发可能性最大。入院后相关检查，可以排除妇科肿瘤复发。目前问题在于，患者第 1 次入院的经皮肺穿刺病理检查未提示肿瘤，此次入院是否需再行肺穿刺？是否可以根据胸部 CT 扫描的表现，结合胸腔积液的细胞学检查诊断为肺癌，给予制订治疗方案？

主任医师一

该患者的胸部 CT 扫描表现为左下肺基底段一密度不均的团块影，其间有液性暗区，周围胸腔积液围绕，同侧胸膜下可见一小结节影。不同于压迫性肺不张，该患者肺内团块影呈向外膨胀性改变。团块密度不均匀，其相连的血管和支气管呈束状聚集，与典型的肺炎表现有差别。有时，肺癌与炎性假瘤很难鉴别，两者均可发生于肺内任何部位，大小可从 1 ~ 10 cm 以上，形态可以是结节或团块影，或呈分叶状,密度不均匀,其内可有空洞等。但肺癌倍增时间短,炎性假瘤生长缓慢或无生长;肺癌症状明显,且逐渐加重,炎性假瘤临床症状轻,或无症状;肺癌可见粗短毛刺,而炎性假瘤多为细长毛刺。另外,还可以从纤维支气管镜检查、脱落细胞学检查和病理学检查等对两者加以鉴别。该患者肺内除了左下肺团块影外还有胸腔积液和小结节影。炎性假瘤伴有胸腔积液较少见。比较两次 CT 扫描可以发现左下肺块影变化不大,但胸膜下结节在短时间内生长较快。结合患者临床表现和胸腔积液性状,有以下两种可能:左下肺肺癌,同侧不同叶肺转移,伴恶性胸腔积液;左下肺炎性假瘤,左肺腺癌(胸膜下小结节)伴恶性胸腔积液。肺癌确诊的"金标准"是病理切片检查。患者第 1 次入院穿刺病理为炎性改变,似乎倾向炎性假瘤。但应该注意到,虽然 CT 扫描定位下经皮肺穿刺活检大大提高了肺癌的确诊率,但仍有一部分假阴性的病例存在。其原因多为病灶较小、抽吸的样本较少、组织坏死,或有继发感染、空洞或肺不张等。本例患者团块周围有胸腔积液,可以造成周边组织不张,而且中央部位有液性区也可造成穿刺结果阴性。因此,应该再行左下肺块影的穿刺,明确其性质。如穿刺结果为阴性,可再穿刺胸膜下小结节。不同部位的穿刺不仅为了明确是否是恶性肿瘤,而且对于肿瘤的 TNM 分期有指导意义。

主任医师二

同意上述医生的意见。恶性胸腔积液 (malignant pleural effusion,MPE)是指原发于胸膜的恶性肿瘤或其他部位的恶性肿瘤转移至胸膜引起的胸腔积液。肿瘤形成胸腔

积液的原因很复杂,归纳起来有以下几个方面:

(1)最常见的致病因素是壁层和(或)脏层胸膜肿瘤转移:转移瘤破坏毛细血管从而导致液体或血漏出常引起血性胸腔积液。

(2)淋巴系统引流障碍:这是肿瘤性胸腔积液产生的主要机制。恶性肿瘤细胞在胸膜小孔和纵隔淋巴结之间的任何部位引起阻塞,包括在淋巴管内形成肿瘤细胞栓塞纵隔淋巴结转移,均可引起胸腔内液体的重吸收障碍而导致胸腔积液。

(3)肿瘤细胞内蛋白大量进入胸腔:进入胸膜腔的肿瘤细胞由于缺乏血运而坏死分解,肿瘤细胞内蛋白进入胸腔使胸膜腔内的胶体渗透压增高产生胸腔积液。

(4)胸膜的渗透性增加:肿瘤细胞种植在胸膜腔内,均能引起胸膜的炎症反应,毛细血管的通透性增加,使液体渗入胸膜腔。原发性肺癌或肺转移性肿瘤产生类似肺炎旁胸腔积液。

(5)胸膜腔内压降低:胸膜毛细血管静水压增高,肺癌引起支气管阻塞出现远端肺不张导致胸膜腔内压降低。恶性肿瘤可以侵袭腔静脉或心包引起静脉回流障碍,胸膜表面的毛细血管静水压增高,胸腔积液产生。

(6)其他:肿瘤细胞侵入血管形成瘤栓,继而产生肺栓塞胸膜渗出。恶性肿瘤消耗引起低蛋白血症,血浆胶体渗透压降低导致胸腔积液。胸腔或纵隔放射治疗后可产生胸膜腔渗出性积液。

绝大多数 MPE 为渗出液,细胞分类以淋巴细胞为主,但也有少数是漏出液。胸腔积液细胞学是诊断 MPE 最简单的方法,其诊断效率与原发性肿瘤的类型及其分化程度有关,波动在 62%~90%。多次细胞学检查可提高阳性率。但脱落细胞检查有一定的假阴性,也存在假阳性,有时将具一定异形的良性细胞误诊为恶性细胞而造成假阳性的比例,占阳性病例 1%~3%。出现上述情况的原因一方面是由于细胞学检查局限性,只看单个或一小堆细胞,不能全面观察病变组织结构。另一方面脱落细胞学诊断难度较大,需要有经验的医生复验。因此,遇到可疑或无把握病例应重复取材,仔细观察,结合临床其他相关检查,进行综合评估。某些肿瘤标志物如癌胚抗原、细胞角蛋白片段 21-1、糖类抗原(如 CA125、CA15-3、CA19-9 等)有助于 MPE 的诊断。这些可溶性指标的敏感度普遍不高,但特异度相对较高,具有一定的参考价值,联合检测多种肿瘤标志物可提高其诊断效率。闭式胸膜活检术、内科胸腔镜检查术和外科活检术可用于胸膜病变或不明原因渗出性胸腔积液的鉴别诊断,有助于提高恶性胸腔积液的诊断率。

通过对该病例的学习分析,使我们对"恶性胸腔积液"有了更深入理解。对其形成的原因、诊断的流程和思路有了进一步的认识。

【后记】

患者再次行左下肺团块穿刺活检,穿刺液脱落细胞阳性(找到腺癌细胞),病理结果为肺腺癌。结合患者全身评估,最终诊断为左肺腺癌($T_4N_1M_{1a}$,Ⅳ期,PS1 分)。予以培美曲塞 + 卡铂化疗,患者继续治疗随访中。

(陈　虹)

病例十四 结核性脓胸

【病史摘要】

1. 主诉

反复发热半月余伴胸闷。

2. 病史

邬某,男,65 岁。患者入院前半月患者无诱因下出现发热,体温波动于 38～39℃,伴畏寒、寒战、心悸和胸闷,无明显咳嗽咳痰。急诊血常规检查白细胞计数 33.1×10^9/L,中性粒细胞 93.4%,胸片检查示双侧少量胸腔积液。予以头孢哌酮钠(先锋必)抗感染,患者体温无明显下降。因胸闷加重,患者于 2012 年 1 月 14 日入急诊抢救室,当时心电图示窦性心动过速,心脏超声未见异常,前脑钠肽(pro-BNP)1 227 pg/ml,测血压 190/95 mmHg。予以强心扩冠利尿降血压等处理,胸闷症状缓解不明显。1 月 25 日起患者出现咳嗽、咳白痰、喘息、进行性加重的呼吸困难和夜间端坐呼吸。1 月 28 日胸部CT 扫描示右侧大量胸腔积液伴右肺膨胀不全,左侧少量胸腔积液。1 月 29 日行右侧胸腔闭式引流术,引流淡血性胸腔积液 1 500 ml,胸腔积液检查示红细胞＋＋＋,中性多核 96%,李凡他试验(＋),总蛋白 38 g/L,乳酸脱氢酶(LDH)3 415 IU/L,CA125 792.6 U/ml,CEA 5.78 ng/ml,脱落细胞阴性,细菌及真菌培养阴性。胸腔积液引流后患者胸闷和呼吸困难明显缓解,体温降至 37.5～38℃。1 月 31 日拟诊"右侧胸腔积液,化脓性胸膜炎可能"收治入院。

入院后痰培养找到耐甲氧西林性金黄色葡萄球菌（MRSA）、鲍曼不动杆菌和白色假丝酵母菌，继续予以抗感染治疗，先后使用头孢吡肟（马斯平）、亚胺培南/西司他丁（泰能）、万古霉素、左氧氟沙星（可乐必妥）和莫西沙星。患者仍有低热，37.5~37.9℃，每日胸腔积液引流量为50~100 ml，脓性浑浊，胸腔积液检查提示脓样浑浊，中性多核96%，李凡他试验（＋），胸腔积液总蛋白15 g/L，乳酸脱氢酶（LDH）10 334 U/L，腺苷脱氨酶（ADA）100 U/L。2月17日复查血常规白细胞计数降至7.76×10^9/L，中性细胞76.5%。

追问病史，患者于发病前1月因腰部疼痛伴右下肢放射痛到外院行CT扫描，诊断为"腰椎退行性变"。入院后患者因腰痛加重不能下床活动，同时出现右下肢活动受限。2月17日行双髋关节和胸腰椎MRI扫描，示腰椎L4~5椎体结核，双侧腰大肌寒性脓疡形成可能。为进一步明确诊断予以"胸腔疑难讨论"。

自发病以来患者神清，精神差，胃纳可，夜眠不佳，二便无殊，体重降低约10 kg。

既往有糖尿病史20年，使用混合胰岛素30/70（优泌林70/30），早/晚8 U控制血糖。高血压10年余，使用康忻（1/2片，一日两次）、尼贝沙坦（安博维）（1片，2次/d）和非洛地平（波依定）（1片，1次/d）控制血压。否认肝炎或结核等传染病。否认输血史，否认食物、药物过敏史。无烟酒不良嗜好。

3. 体检

T 37.4℃，P 101 次/min，R 22 次/min，BP 150/80 mmHg，神清，精神萎靡，发育正常，营养中等，卧床，无贫血貌，全身皮肤黏膜无黄染,无瘀点、瘀斑,浅表淋巴结未及肿大。颈软,气管居中,颈静脉无怒张。右侧肩胛下线外与第8后肋交接处留置20号胸引管1根,深度9 cm。呼吸略急促,胸廓无畸形,双肺呼吸动度尚一致,右下肺触觉语颤减弱,左侧语颤无明显异常,未及胸膜摩擦感,右下肺叩诊浊音,左肺叩诊清音,右下肺呼吸音减弱,左肺呼吸音清,双肺未闻及明显干湿啰音。心率101次/min,律齐,未闻及病理性杂音。腹软,无压痛,无反跳痛,肝脾肋下未及,移动性浊音阴性,肠鸣音不亢。双下肢不肿。右下肢直腿抬高30°,加强实验阳性。病理反射未引出。

4. 辅助检查

血 常 规

项目 日期	白细胞计数 ($\times 10^9$/L)	中性比 (%)	红细胞 ($\times 10^{12}$/L)	血红蛋白 (g/L)	血小板计数 ($\times 10^9$/L)
1月10日	33.1	93.4	4.12	128	383
2月1日	8.00	84.8	3.32	106	403
2月17日	7.76	76.5	3.69	110	359

肝 肾 功 能

项目	日期 1月14日	2月17日
丙氨酸氨基转移酶(U/L)	22	14
门冬氨酸氨基转移酶(U/L)	19	17
碱性磷酸酶(U/L)	—	95
总胆红素(μmol/L)	30.6	9.4
直接胆红素(μmol/L)	6.1	2.1
总蛋白(g/L)	—	64
白蛋白(g/L)	22	26
尿素(mmol/L)	6.3	4.6
肌酐(μmol/L)	51	42

CRP：112. 41 mg/L(2 月 1 日)、34. 23 mg/L(2 月 11 日)。

Pro－BNP：1 227 pg/ml(1 月 14 日)，562 pg/ml(2 月 1 日)。

PCT：0. 09 ng/ml(2 月 1 日)，0. 19 ng/ml(2 月 11 日)。

T－SPOT：阴性。

ESR 12 mm/h(2 月 11 日)。

血肿瘤指标：CEA 0. 95 ng/ml，AFP 1. 93 ng/ml，NSE 10. 21 ng/ml，CA211 1. 52 ng/ml，CA125 71. 50 U/ml，CA19－9 4. 90 U/ml(2 月 1 日)。

痰涂片找抗酸杆菌×3 次(2 月 2 日)：阴性。

痰细菌培养：鲍曼不动杆菌(1 月 31 日、2 月 16 日)。

MRSA(2 月 6 日)，白色假丝酵母菌(2 月 6 日)。

胸腔积液涂片找脱落细胞(1 月 31 日、2 月 2 日)：阴性。

胸腔积液涂片找抗酸杆菌(1 月 31 日、2 月 2 日)：阴性。

胸腔积液检查

项目 \ 日期	1 月 30 日	2 月 2 日
颜色	血性	脓样
浑浊度	微混	混浊
凝块	无	无
李凡他试验	阳性	阳性
多形核细胞分类(%)	96	96
单核细胞分类(%)	4	4
嗜酸细胞分类(%)	—	—
上皮细胞分类(%)	—	—
总蛋白(g/L)	38	32
LDH(U/L)	3 415	10 334

项目 \ 日期	1 月 30 日	2 月 2 日
ADA（U/L）	100	100
CEA（ng/ml）	4.24	3.31
CA125（U/ml）	792.61	576.50
CA199（U/ml）	2.4	2.4

EKG 检查（1 月 31 日）：窦速。

胸水 B 超检查：右侧胸腔内第 6 肋至肺底可见无回声区，最大深度 40 mm，胸引管留置引流胸腔积液中。（2 月 3 日）。

右侧胸腔内肺底可见无回声区，最大深度为 10 mm（2 月 10 日）。

双髋关节 MRI 平扫（2 月 17 日）：双侧腰大肌、髂腰肌、右侧腹股沟区及右髋周围大片软组织异常信号，右侧臀肌肿胀明显。结合病史，首先考虑结核寒性脓肿形成。

胸腰椎 MRI 平扫（2 月 17 日）：L4～5 椎间盘及其椎体信号异常，拟诊 L4～5 椎体结核，双侧腰大肌寒性脓疡形成，部分椎管内累及。腰背部软组织明显肿胀。

胸部 CT 扫描：如图 14-1、图 14-2 所示。胸部 MRI 如图 14-3 所示。

【讨论内容】

住院医师

总结病史：患者为老年男性，有糖尿病史，长期使用胰

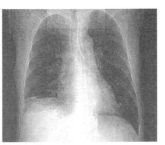

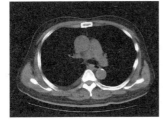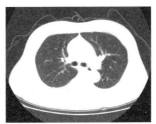

图 14 - 1   2012 - 01 - 14

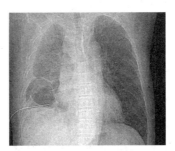

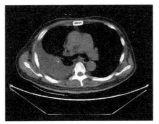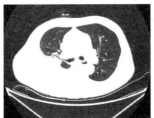

图 14 - 2   2012 - 02 - 12

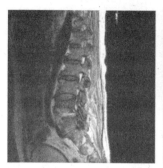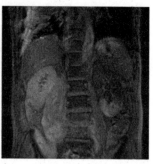

图14-3　　　　2014-2-17MRI

岛素。亚急性起病,以发热、胸闷为主要症状。体检:右侧
胸腔积液体征和右下肢活动受限。胸部影像检查提示较短
时间内出现的右侧大量胸腔积液,肺内病灶变化不明显。
血常规示白细胞计数和中性粒细胞升高,起初有类白反应,
随着治疗,两者明显下降。其他阳性意义的检查有血白蛋
白降低和pro-BNP轻度升高。胸腔穿刺为渗出液,起初为
淡血性,后为混浊脓性。两次胸腔积液细胞分类均以中性
粒细胞为主;乳酸脱氢酶(LDH)均>1 000 U/L,且有逐渐升
高趋势;腺苷脱氨酶(ADA)升高;胸腔积液的细菌学和脱落
细胞学检查为阴性。胸腔积液引流及全身广谱抗生素使用
后体温高峰下降,但仍有低热,每日胸腔积液引量为50～
100 ml,脓性。住院期间患者因腰痛和右下肢活动障碍加重
而行的MRI检查提示骨结核伴冷脓肿形成可能。综上所
述,该患者目前的主要诊断是:右侧化脓性胸膜炎(细菌性?
结核性?)、腰椎椎体结核伴椎旁冷脓肿形成、糖尿病、低蛋
白血症等。

主治医师

同意住院医生的意见,讨论的中心是患者胸腔积液的性质。根据患者的症状体征、胸腔积液性质和相关实验室检查结果,应考虑为化脓性胸膜炎。化脓性胸膜炎的主要原因是细菌和结核菌感染累及胸膜腔,临床以细菌感染为多见。治疗初期,因患者高热、血象中白细胞中性粒细胞明显升高、胸腔积液为渗出液、胸水乳酸脱氢酶(LDH)>1 000 U/L、细胞分类以中性粒细胞为主,入院后多次痰细菌培养找到鲍曼不动杆菌,且经胸腔积液引流和抗生素治疗后临床症状得到改善,故考虑胸腔积液为细菌感染引起可能大。但仍有疑问存在,例如发病初无明显咳嗽咳痰、胸部影像检查未见明显肺炎改变;短时间内出现大量胸腔积液;胸腔积液起初为淡血性渗出液后转为脓性,胸腔积液多次细菌培养均为阴性,胸腔积液乳酸脱氢酶(LDH)逐渐升高,腺苷脱氨酶(ADA)始终升高;抗炎治疗后症状虽有改善但仍每日发热、有少量脓性胸腔积液等,这使得患者病情变得复杂。当患者因腰椎疼痛和右下肢活动受限加重而进行 MRI 检查提示可能存在骨结核和冷脓肿时,结合病史,应考虑结核性胸膜炎可能。与一般的结核性胸膜炎不同,结核性脓胸多因肺内空洞性或胸膜下干酪样病灶破裂,感染胸膜或脊椎结核的椎旁脓肿直接蔓延所致。本例患者后者可能大。

主任医师一

同意以上医生的意见。本患者为糖尿病患者,需长期使用胰岛素控制血糖。目前认为糖尿病患者是结核病的高发人群,其患病率比普通人群的结核病患病率高4~8倍。病程中患者肺炎表现不明显,全身中毒症状和大量胸腔积液压迫而导致的心肺功能异常是突出的表现,这与普通的肺炎旁胸腔积液的临床表现存在一定区别。正规的抗生素治疗后胸腔积液性状从淡血性变为脓性,胸腔积液乳酸脱氢酶(LDH)有升高趋势,胸腔积液细菌培养始终阴性,但胸腔积液腺苷脱氨酶(ADA)阳性,值得进一步探讨。ADA是嘌呤腺苷分解代谢过程中的特异性催化水解核苷生成肌苷核氨的一种重要酶类,广泛分布于人体各组织中,尤其以淋巴细胞,特别是T细胞中含量最高。1978年,Piras等报告结核性胸腔积液中ADA活性明显高于其他原因所致的胸腔积液,提出胸腔积液ADA活性可用于结核性和癌性胸膜炎的鉴别诊断。有文献报道当胸腔积液中ADA>45 U/L应考虑为结核性,癌性胸腔积液中ADA活性常<40 U/L,化脓性胸腔积液中常>100 U/L。相关研究发现,结核性胸膜炎ADA以同工酶ADA-2升高为主,而细菌性化脓性胸膜炎以同工酶ADA-1升高为主,但由于临床检验技术的限制,ADA同工酶检测尚未普及,故较难以ADA水平来判定脓胸的性质。本例典型的椎体结核和椎旁冷脓肿的影像学表现为明确诊断起了重要作用。

临床上,患者每个症状都值得我们关注,不管是否与本专业相关。该患者在入院前就有腰痛和下肢活动受限的表现,同时外院也进行了CT平扫描,当时未见异常。入院后症状持续存在,如果我们忽略了这些症状,没有再进一步进行检查,可能会延误患者的诊治,这也是通过这一病例我们应该得到的经验教训。

主任医师二

同意上述医生的观点。糖尿病患者是感染的高发人群,不管是结核、细菌或是病毒。临床症状不典型、病情普遍较重、治疗效果较差且容易出现并发症和药物不良反应等原因给诊治带来难度。另外,结核病目前有高发趋势,当临床抗生素治疗效果不佳时需要考虑结核的可能,尤其是对于存在一定免疫功能障碍的患者。

结核性胸膜炎,临床上常分为干性胸膜炎、渗出性胸膜炎、结核性脓胸(少见)3种类型。当结核菌经淋巴或血液循环引起感染,肺内结核病灶直接侵犯胸膜,或病灶破裂将结核菌直接带入胸腔,并使气体进入胸腔,可形成结核性脓气胸、支气管胸膜瘘。骨结核或胸壁结核也可侵入胸腔。结核性脓胸同时也是人工气胸或手术治疗肺结核的并发症。结核性脓胸多数起病缓慢,以乏力、低热为主要症状,其次为盗汗、胸闷、干咳等。早期胸膜的吸收较强,中毒症状明显。积脓较多时出现气急、呼吸困难等症状。同时应警惕支气管胸膜瘘发生。胸腔穿刺检查,脓液为淡黄色、稀薄、含有干酪样物质,涂片及培养无致病菌生长,脓液中找到结核分枝杆菌,则诊断成立。脓腔壁经病理学检查,具有结核病典型特征,可明确诊断。但胸腔积液结核菌的检出率较低,有学者研究发现取引流管壁附着的纤维素样沉淀标本进行病理检查,可大大提高结核菌的检出率(>80%)。结核性脓胸的治疗原则为消除脓腔与控制胸膜感染,并明确有无继发感染或支气管胸膜瘘。

最终,该患者的诊断是Ⅳ型结核(单纯性结核性脓胸),

Ⅴ型结核(椎骨结核,椎旁冷脓肿),糖尿病。

【总结】

由于患者为糖尿病患者,临床表现不典型,给诊断带来一定难度。在诊治过程中对相关指标复查随访是必须、必要的。对于本例患者当正规抗感染后疗效不佳时,需要对最初的诊断提出疑问,而结核病应首先考虑在内,这是因为患者是结核病的高发人群。同时患者的肺外表现我们也不能忽视,应追踪探查。对于结核性胸膜炎的诊断,目前仍缺乏特异性、敏感性较高的检查手段,我们需要根据患者病情和临床检查综合考虑。

【后记】

患者于"胸腔疑难讨论"后开始四联全身抗结核治疗,继续胸腔积液引流和营养支持。后患者转入肺科医院结核科继续治疗。

(陈　虹)

病例十五　肺栓塞

【病史摘要】

1. 主诉

右下肢外伤后肿胀 1 月,胸痛伴气促 4 天。

2. 病史

患者,男性,38 岁。1 月前因右下足底外伤后,右侧下肢活动减少,1 周后出现右小腿肿胀,未予重视,肿胀平面逐渐升高至右大腿,至当地医院就诊,建议抬高患肢。4 天前患者突感左侧胸部针刺样疼痛,不能忍受,伴登楼有气促,无头晕、黑朦,无畏寒、发热,无呕吐、咳嗽、咳痰、咯血,遂至我院急诊就诊,查心电图、心肌蛋白全套正常,胸部 CT 扫描提示"左肺舌叶毛玻璃渗出影",查 D – dimer 显著升高;进一步行双下肢深静脉血管超声检查提示"右下肢腘静脉、股静脉血栓形成",肺动脉计算机断层血管造影(CTA)检查发现"双侧肺动脉主干及左下肺动脉及其分支内充盈缺损",拟诊"急性肺血栓栓塞、右下肢深静脉血栓形成"予以低分子肝素皮下注射后,急诊收入 RICU。发病以来,神清,精神可,胃纳可,夜眠可,两便无殊,体重无变化。

3. 体检

T 37℃,P 80 次/min,R 20 次/min,BP 120/70 mmHg,神清,精神可,轮椅车推入病房,对答切题,查体合作,无贫血貌,全身皮肤未见黄染、瘀斑、瘀点,未见色素沉着。全身浅表淋巴结未触及肿大。颈软,气管居中,无颈静脉充盈,颈动脉搏动正常,无甲状腺肿大,无结节,无血管杂音。胸廓无畸形,无三凹征,双侧未闻及胸膜摩擦感。双肺叩诊清音。两肺呼吸音清,未闻及干湿啰音;心律齐,心界无扩大,未及病理性杂音。全腹平,未及胃肠蠕动波,腹软,无压痛、反跳痛,肝脾肋下未及,肠鸣音 5 次/min。双下肢未见水肿,腓肠肌无压痛,Hamo 征阴性,足背动脉搏动存在,右大腿周径(胫骨上 15 cm)39.5 cm,左大腿周径(胫骨上 15 cm)39.0 cm,右小腿周径(胫骨下 10 cm)35.0 cm,左小腿周径(胫骨下 10 cm)35.0 cm。

4. 辅助检查

血常规:白细胞计数 9.82 × 10⁹/L,中性粒细胞 78.8%,血红蛋白 120 g/L,血小板计数 260 × 10⁹/L。

血生化:尿素 5.3 mmol/L,肌酐 61 μmol/L,尿酸 250 μmol/L,钠 140 mmol/L,钾 4.04 mmol/L,氯 101 mmol/L,二氧化碳 28.0 mmol/L,钙 2.06 mmol/L,磷 1.1 mmol/L。

血气分析:pH 7.44、PO_2 10.1 kPa、PCO_2 4.52 kPa(FiO_2 33%)、pro - BNP:62 pg/ml。

肺动脉 CTA(白色箭头所指低密度充盈缺损区为"骑跨血栓")如图 15 - 1 所示。

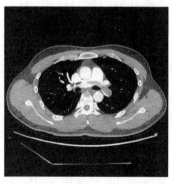

图 15 - 1 病例十五肺动脉 CTA 扫描所示

【诊疗经过】

患者入院后给予吸氧、绝对卧床、心电监护，即刻给予阿替普酶（rt‑PA）50 mg溶栓治疗（50 mg/2 h），过程顺利。4 h后复查激活部分凝血活酶时间（APTT）恢复到正常值2倍内后，予以达肝素钠（法安明）5 000 u每12小时1次抗凝治疗，患者胸痛症状逐步改善。溶栓1周复查肺动脉CTA，提示肺动脉主干及分支内充盈缺损较前明显好转，右下肢腘静脉、股静脉血栓无明显改善；但复查肝功能丙氨酸氨基转移酶/天门冬氨酸氨基转移酶显著升高；予以加用甘草酸二胺（甘利欣）、多烯磷脂酰胆碱（易善复）保肝，达肝素钠减量至5 000 u每日1次使用。3天后患者无明显诱因下出现右侧季肋区针刺样疼痛伴呕吐，查血常规、血尿淀粉酶、腹部B超检查未见明显异常，调整为普通肝素抗凝治疗，并监测APTT使之处于正常值2倍左右，患者疼痛及肝损情况均有显著改善；后尝试调整为那屈肝素钙（速碧林）抗凝，再次出现ALT/AST升高，故而调整为华法林，国际标准化比率（INR）达标后出院随访。

【讨论内容】

住院医师

总结患者临床表现和入院后治疗经过：患者，中年男性，无心肺基础疾病，此次因"外伤后右下肢肿胀1月，胸痛伴气促4天"入院。该患者病史、体征、辅助检查及影像学检查均较为典型，目前诊断为"急性肺血栓栓塞症、右下肢深静脉（腘静脉、股静脉）血栓形成"。同时，我们对肺栓塞的危险程度进行了评估；该患者血流动力学稳定,没有明显右心功能不全的体征,脑钠肽前体(pro‐BNP)及心肌蛋白全套检查未见明显异常,根据2011年《美国心脏病协会(AHA)指南》,应评价为低危组,可采取单纯抗凝(如低分子肝素、普通肝素、华法林)治疗。但从肺动脉计算机断层血管造影(CTA)来看,该患者栓塞面积较大,血栓负荷较重,为获得更好的抗栓效果,故采用阿替普酶(rt‐PA)溶栓治疗。

主治医师

该患者为一中年男性,既往体健,1月前因右下足外伤后该侧下肢活动减少,进而出现单侧下肢肿胀,4天前突发一侧针刺样胸痛,剧烈,深呼吸时加重;就诊时行心电图、心肌蛋白检查未见异常,胸部CT平扫见左舌叶近胸膜处毛玻璃影。此种不能用其他原因解释的胸痛,结合其下肢外伤肿胀史,需高度怀疑肺栓塞的可能,行肺动脉CTA发现"肺动脉主干及右肺动脉,左肺动脉及分支内可见充盈缺损",下肢血管超声检查提示"右侧股静脉、腘静脉血栓形成"。急诊拟诊"急性肺血栓栓塞症,下肢深静脉血栓形成(右侧股静脉、腘静脉)"收入病房。

在诊断的同时,我们亦对疾病进行了危险分层;2011年,《AHA肺栓塞指南》依据患者的血流动力学、右心功能可分为大面积、次大面积、非大面积3组。大面积组是指出现休克和低血压(收缩压<90 mmHg或较基础血压下降≥40 mmHg,持续时间超过15 min,需排除低血容量或新发生的心律失常、感染中毒等其他原因导致的血压下降),或表

现为心跳呼吸骤停；次大面积组是指超声心动图检查显示右心室功能障碍表现，或临床上出现右心功能不全，或存在心肌损害依据；如不符合上述情况则属于非大面积组。较先前单纯按照栓塞面积大小进行危险度分层，此种分层标准对治疗及预后更有指导意义。

分析该患者，入院时血流动力学稳定，无明显右心功能不全表现，pro-BNP及心肌蛋白全套检查未提示心肌损害，虽未行心脏超声检查，但根据CTA影像学检查所示，肺动脉主干宽度/主动脉宽度<1，室间隔仍突向右心腔，可判断尚不存在肺动脉高压及右心衰竭，按照《指南》可分为非大面积组。若根据《指南》推荐，采取单纯抗凝即可。但我们观察患者血栓形态，如"马鞍样"漂浮于肺动脉主干两侧，而远端肺动脉尚通畅，故通气血流比例变化并不显著，故目前临床症状并不严重。但此种"骑跨血栓"属于极不稳定血栓，极有可能随着血流漂向一侧肺动脉主干，并完全阻塞该处肺动脉，导致肺动脉压力急剧升高及急性右心衰竭、甚至猝死。目前当务之急是溶解该处骑跨血栓，单纯抗凝的主要作用是防止新生血栓，而对已经形成的血栓影响不大，故我们没有机械地根据《指南》推荐，而采取溶栓治疗，短期内溶解该血栓，避免恶性事件的发生。

值得注意的是，肺栓塞与心肌梗死不同，溶栓的目的并不单纯是为了溶解血栓、开通血管、保护肺组织，主要是为了短期内降低肺动脉压力，保持血流动力学稳定。理论上，在溶栓的过程中，大血栓可被分解成小血栓，随血流阻塞更远端的肺小动脉，在一定时间内使得胸膜炎性疼痛越加明显。此种现象并不是溶栓的不良反应，而是溶栓过程中必经的病理生理过程。但有一点要警惕的是，下肢深静脉血栓可能在溶栓过程中再次脱落，漂浮进入肺动脉，可导致肺动脉压的急剧升高，故有条件的医疗单位可在溶栓前放置临时下腔静脉滤网；若无条件，需嘱咐患者绝对卧床，尽可能减少此种情况发生。另外值得我们探讨的一个问题是，对于高血栓负荷患者，如何选择抗凝与溶栓。肺血栓栓塞症并不单纯是血栓的问题，更牵涉肺血管内皮细胞功能的恢复。对于大面积肺栓塞、非大面积肺栓塞，《指南》推荐的治疗方式，目前得到了普遍的认同，而对于次大面积肺栓塞的治疗方式还有一定的争议。一种观点认为，既然溶栓和抗凝的生存率相似，为何还要冒着出血的风险去选择溶栓；另一种观点认为，前者观点所依据的生存率相似，仅仅是指30天内的近期预后，而远期预后，目前尚不明确。理论上，若早期抗栓治疗不彻底，可导致血管内皮细胞结构及功能的损害，其发生再栓或慢性血栓性肺动脉高压的概率要大大升高，影响了患者的远期预后，故建议对于没有溶栓禁忌证的次大面积肺栓塞可采取溶栓措施。这也是目前我们正在开展的工作，评价单纯抗凝与溶栓对于次大面积肺栓塞患者的有效性、安全性的长期观察。除治疗外，对于肺栓塞诊治很关键的一点是寻找栓塞原因，进行易栓症的筛查：如抗心磷脂抗体综合征、肿瘤性疾病、自身免疫性疾病、甚至凝血酶异常等先天性疾病。明确易栓症原因，不仅可以指导抗凝疗程，并且可进一步针对病因进行治疗。

主任医师

要深入分析此病例，首先我们要了解急性肺血栓栓塞症的发病机制及病理生理过程。早在100多年前,魏尔啸(Virchow)就提出了血栓形成的三大要素,即血管内皮损害、血流淤滞、血液高凝状态。该患者右侧下肢足底受损后,活动减少,下肢血流处于淤滞状态,再加上可能存在的血液高凝或静脉瓣功能障碍,导致下肢深静脉血栓形成。形成的下肢深静脉血栓从血管壁上脱落,经下腔静脉、右心房、右心室,最终进入并阻塞肺动脉。若阻塞较外周的肺小动脉,对肺动脉压力影响不大;若阻塞大血管,则可导致肺动脉压力的升高,同时使得右心室收缩压升高,右心室室壁张力增加,进而出现右心功能不全。此结果必然导致室间隔突向左心腔,使得左心室舒张末期容量减少,加上由于阻塞导致的左心室回心血量减少,可导致每搏输出量减少,舒张压下降,冠脉供血减少,再加上右心室需氧量的增加,进一步加剧右心衰竭,甚至出现心肌梗死。综上所述,肺栓塞的严重程度,除了取决于栓塞的面积,也取决于栓塞发生的时间、部位,以及患者本身心肺功能的代偿能力。故目前我国及欧美国家的肺栓塞指南,均放弃了先前单纯以栓塞面积来判断疾病严重度分层的标准,而以临床表现(血流动力学、右心功能)进行危险分层。此种分层方法具有更强的临床指导意义,但对于一些看似目前病情稳定,但具有潜在致死性风险的肺栓塞,这种分层方法也有它的局限性。此患者因左侧胸膜炎性疼痛就诊,血流动力学及右心功能正常,肺动脉CTA可见左、右肺动脉主干及左肺动脉分支充盈缺损,血栓范围虽很大,但血管腔并未完全阻塞,远端血管仍可见造影剂充盈,故其实际受影响的血管床并不多,加上患者年轻,既往心肺功能代偿功能良好,导致其临床症状并非如影像学检查那般严重。但是该患者血栓为"骑跨血栓",随血流漂浮在肺动脉腔内,非常不稳定,完全有可能突然阻塞一侧肺动脉,导致肺动脉压力、右心室压力急剧升高,致使右心功能无法代偿,最终出现急性右心功能衰竭、甚至猝死的严重后果。可见,未充分的预见其潜在的危险性,可导致对病情的判断出现偏差。综上,对于一些具有潜在致死性危险的肺栓塞患者,若无溶栓禁忌证,可考虑进行溶栓治疗。

【后记】

溶栓或单纯抗凝,是急性肺动脉血栓栓塞症治疗争论永恒的主题。如何取得最大的抗栓效果,并尽可能降低出血、尤其是大出血的风险,是选择的关键。在大量循证医学的基础上,美国胸科医师学院(ACCP)于2016年发表了《第十版静脉血栓栓塞症抗栓治疗指南》,《指南》中推荐:① 急性肺动脉血栓栓塞症合并低血压的患者(例如,收缩压 < 90 mmHg),若无高出血风险,建议全身溶栓治疗。② 对于大多数不合并低血压的急性肺动脉血栓栓塞症的患者,不推荐全身溶栓治疗。③ 对于某些初始不合并低血压且出血风险低的急性肺动脉血栓栓塞症的患者,如果开始抗凝治疗后出现进行性低血压,建议全身溶栓治疗。

备注:无低血压的肺栓塞患者若症状严重或明显的心肺功能受损,需密切监测病情是否恶化,若出现低血压则提示有指征进行溶栓治疗。心肺功能恶化(如症状、生命体征、组织灌注、气体交换、心脏标志物)但尚未进展至低血压,需要进行风险-效益评估,如果评估溶栓治疗优于单纯抗凝治疗,可进行溶栓治疗。此推荐意见更符合临床实践,给临床医生更大的个体化治疗空间。

（丁永杰）

结语

　　编写典型病例教材的念头由来已久。15 年前我考入了瑞金医院呼吸科就读研究生，回首自己的成长过程，在我临床专业知识积累过程中，让我受益匪浅的莫过于每周的教学查房和多学科疑难病例讨论。瑞金医院每周常规的教学活动已历经了半个多世纪，就是在这些点点滴滴的教学过程中成就了一批又一批的临床骨干。

　　临床医学是经验性、实践性的科学。至今难忘自己从大学生进入临床工作第一次单独接诊的惶恐心情。如何把书本理论转化为具体诊断和治疗的临床思维需要实践。每次教学查房，瑞金医院呼吸科都会精心选择典型病例，实习医生汇报病史并初步分析，住院医生和主治医生会结合患者再次强调疾病的重要知识点，各位主任再发表总结意见。在此过程中既有基础知识的涉及，又有专业前沿进展的介绍；既有困惑的提出，又有仁者见仁、智者见智的探讨。所以我感觉每次病例讨论就是一次呼吸科知识乃至内科知识的盛宴。我也非常希望把这些优秀病例提供给我们的实习生、住院医师和进修医生，希望每个人从中学到更多专业知识，建立良好的临床思维方式。

　　首先感谢邓伟吾教授非常支持我们的想法，短短几天就写好了序言，还给我们提出了撰写的意见，并亲自撰写了一份病例作为模板给我们参考。这项工作实际开展起来并不像我想象的那么简单，因为要编撰成书就要有统一格式要求,要有基础知识点的阐述,更有要交叉知识的拓宽和前沿进展的反映。在繁重的临床工作中给大家再布置这项"义务劳动",我内心也颇有愧疚,但让我感动的是所有同事都给予我们莫大的支持,他们踊跃地选择具体病例,花时间查找文献,把每份病例都讨论得清晰透彻。在此我尤要感谢然然,她在整个过程中做了大量的工作,从拟定格式到选择病例类型,反复地催稿,反复地沟通,历经半年之余终于拿到书稿。我内心既欣喜又感慨:我既是教师,又是学生,我们这代人发挥着承上启下的作用,汲取老一辈的经验传授给下一代,教学相长,我们每个人都在教与学的过程中成长着。在现在浮躁的社会环境下,我们瑞金医院呼吸科人还愿意秉承踏实、进取、低调、和谐及尊师重教的优秀传统是令人欣慰的。

本书编写过程中,得到了各位主任的悉心指导,病例挑选精益求精,病例撰写数易其稿,终成此版。我们将继续收集疑难、危重、典型教学病例,陆续整理成册,但愿深受学生的喜欢,也希望能够给同学们提供更多的帮助。

周　敏
2015 年夏初